W0349554

Der Kerl, der olle Krebs und ich

Anja Kleemann

Der Kerl, der olle Krebs und ich

Edition Lebenslinien

Dieses Buch widme ich:

... meinen Eltern, weil sie mir eine unbekümmerte und glückliche Kindheit geschenkt haben. Weil sie mir beibrachten, jedem Menschen stets mit Toleranz zu begegnen. Weil sie mir immer zur Seite gestanden haben und ich mich immer auf sie verlassen kann.
... all den betroffenen Frauen, die mutig ihren Weg durch diese Krankheit gehen. Ihnen allen Licht und Liebe!

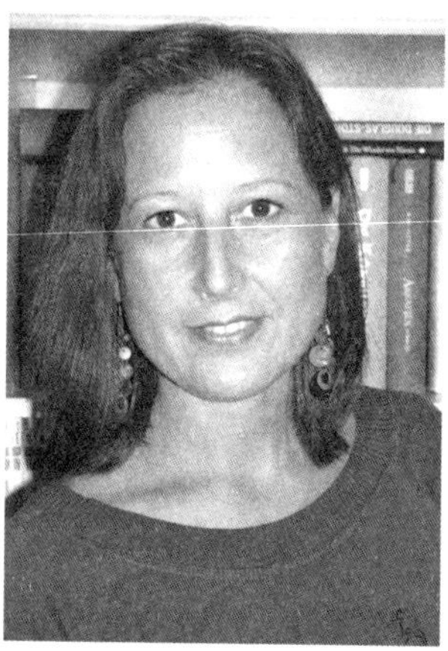

Anja Kleemann (geb. 1973) lebt zusammen mit ihren 12 und 9 Jahre alten Söhnen in Hagen, wo sie als medizinisch-technische Radiologie-Assistentin arbeitet. 2009, im Alter von 36 Jahren, wurde bei ihr Brustkrebs diagnostiziert. Nach Ablauf von Operation, Chemotherapie und Bestrahlung ist sie heute gesund. Sie kümmert sich um die beiden Kinder und geht wieder mit Freude ihrem Beruf nach. Das ist ihr erstes Buch.

Eigentlich ...

Eigentlich wollte ich mein erstes Buch schon vor fünfzehn Jahren schreiben. Es sollte um Liebe gehen. Um meine große Liebe. Den Traum vom eigenen Buch setzte ich letztlich aber nicht in die Tat um. Warum nicht? Anscheinend musste ich erst die Diagnose Krebs erhalten, um auf mich selbst, auf mein Leben aufmerksam zu werden und Wünsche wahr zu machen.

Ich habe in den letzten Jahren viele extreme Ausnahmesituationen erlebt, die ich für immer mit Gänsehaut in Erinnerung behalten werde. Umso überwältigender empfinde ich mein derzeitiges Glück. Ich bin so dankbar, nicht mehr in einem Alptraum gefangen zu sein.

Aber nicht nur mein Leben hat sich verändert. Sondern auch meine Kinder. Mein großer Sohn Eric hat mittlerweile fast meine Körpergröße erreicht, besitzt ein großes Harmoniebedürfnis und viel Witz, kümmert sich selbstständig um seine Schularbeiten. Sein jüngerer Bruder Leif weiß genau, was er will, und nimmt im wahrsten Sinne des Wortes alles sportlich.

Wenn ich meine beiden Jungs ansehe, spüre ich, dass ich wieder lebendig bin – sie sind meine Sonne, die mich mit Lebensenergie speist.

Hauskauf mit Folgen

Ende 2005. Kurz bevor die Eigenheimzulage des Staates ausläuft, kommt ein verlockendes Hausangebot zu uns geflattert. Das Haus besitzt drei Wohnungen, gut geeignet für ein Generationenhaus. Es wäre für alle ein Gewinn: Die Eltern meines Mannes Peter, Oma Therese und Opa Konrad, erleben direkt das Heranwachsen der Enkel, die Ur-Oma Christa darf aufgerissene Hosen flicken, ich kann meine Dienste im Krankenhaus absolvieren, auch wenn Peter Nachtschicht hat, kurzum, ein ideales Wohnen mit der Familie. Ich bin diejenige, die sich um die Finanzierung kümmern soll, und hetze in dieser Zeit zu mehreren Banken und Bekannten. Ein unheimliches Gefühl überkommt mich bei einem Kredit in dieser Größenordnung. Ich bin ja, ehrlich gesagt, doch eher der langweilige Typ mit Sicherheitsverlangen, doch ich lasse mich von der Euphorie der anderen schnell anstecken. Wir besitzen kein Geld, aber mit vereinten Kräften können wir mit unseren Mieten etwas auf die Beine stellen. Die Theorie klingt gut. In der Praxis sieht es schnell anders aus.

Das Haus ist recht alt, und das eine oder andere muss auch saniert und renoviert werden. Peter und ich unterzeichnen den Kaufvertrag im Wohnzimmer der netten Besitzerin. Der ursprüngliche Plan, dass jeder seine Wohnung abzahlt, funktioniert leider nicht, und so gibt es nur zwei Schuldner für unser Haus. Ich spüre Magenschmerzen vor Aufregung und auch ein leichtes Zittern in den Händen. Eine Unterschrift mit immenser Bedeutung. Auf dem Rückweg in unsere alte Wohnung halten Peter und ich uns fest an der Hand. Die Nervosität weicht einem umwerfenden, himmlischen Gefühl. Wir setzen einen Traum in die Realität um.

Unsere Wohnung im neuen Haus steht bereits leer, und so sind wir vier die ersten, die Anfang 2006 einziehen. Es folgen die schrägsten Wochen und Monate meines Lebens. Die Renovierung der Wohnung ist nicht abgeschlossen, und da die Küche ewig nicht fertig wird, koche ich in dieser Zeit auf einer (!) Induktionsplatte das Mittagessen für uns vier. Omas Wohnung muss nun auch renoviert werden und auf einmal ist klar: Es gibt eine kleine Planänderung, denn auch Omas Bad braucht eine komplette Sanierung. Peter geht nebenbei seinem Vollzeitjob im Dreischichtbetrieb nach und ist im Haus auf allen offenen Baustellen der Bauherr. Diese Belastung geht nicht lange gut. Ich weiß ja, dass er generell ein schwieriger Mensch sein kann, aber sein jetziger Gemütszustand ist nur schwer zu ertragen. Ich war immer stolz darauf, dass wir für uns einen Weg gefunden hatten, als Team zu funktionieren. Sicher hat Peter nach außen oft laut gebellt, aber ich wusste, dass er zuhause zahm ist. Nun liegen seine Nerven so blank, dass nicht ein Tag ohne cholerischen Anfall, Ärger und Tränen vergeht. Zu allem Überfluss verliert Peter seinen Führerschein, und die gesamte Lage spitzt sich weiter zu.

Leif ist gerade zweieinhalb Jahre alt und kommt hier im Dorf, unserer neuen Heimat, in den Kindergarten, den er noch ein Jahr lang zusammen mit seinem Bruder Eric besuchen wird. Manchmal fehlen mir die sozialen Kontakte meines früheren Umfeldes. In Boele war ich stets zu Fuß mit dem Kinderwagen unterwegs und konnte an jeder Ecke wunderbar ein paar Worte wechseln. Hier im Dorf müssen sich die Bekanntschaften erst einmal entwickeln. Es gibt keine Geschäfte hier, nur einen kleinen Dorfplatz mit Kirche und Kindergarten. Eine kleine Dorfkneipe habe ich auch bereits gesichtet, doch aufgesucht habe ich sie noch nicht. Während eines Nachtdienstes lerne ich eine ganz liebe Schwester von der *Stroke Unit* für Infarkt- und Schlaganfallpatienten kennen. Wir verstehen uns auf Anhieb und wollen uns unbedingt mal zu einem Kaffee verabreden. Das Schicksal meint es ausgesprochen gut mit mir. Es stellt sich heraus, dass Anja meine direkte Gartennachbarin ist. Es vergehen einige Wochen, bis wir es wirklich schaffen, doch von unserem ersten Treffen an bildet sich eine wachsende Freundschaft und Verbundenheit.

Ich merke, dass auch ich langsam an meinem Limit bin, da ich fast jeden Tag mal eben zu einem Baumarkt geschickt werde, auf den Baustellen selber mitarbeite und nebenbei wasche, koche, einkaufe und mich um die Kinder kümmere. Ach ja, ein paar Dienste im Krankenhaus erledige ich auch noch.

Peter sieht fürchterlich aus und benimmt sich auch so. Er steht unter Hochspannung, in seiner Nähe knistert es förmlich. Nur verwunderlich, dass ihm seine langen braunen Haare nicht zu Berge stehen. Das Hohenlimburger Stadtfest steht an, und er meint, ich soll doch ruhig Freitag mal zum Fest und abschalten. Ich denke, dass es lieb gemeint ist, und so gehe ich wirklich unter Leute und freue mich rauszukommen.

Gleich zu Beginn des Abends sehe ich eine Frau mit ganz dunkel geschminkten Augen und denke noch, na, das sind mal klasse *Smokey Eyes*. Aber dann erkenne ich sie und bekomme einen fürchterlichen Stich ins Herz. Peter hatte sie in Feierlaune des Öfteren angebaggert. Muss es aber gleich so stechen? Komisch.

Am Samstag zieht Peter dann zum Fest. Er möchte nicht, dass ich ihn begleite. Ich sei ja schließlich am Freitag auch allein gegangen. Enttäuscht nicke ich. Über einen gemeinsamen Abend hätte ich mich sehr gefreut. Der folgende Sonntagmorgen lässt meine Seifenblase zerplatzen. Ich will es nur noch nicht wahrhaben. Mein Mann steht um acht Uhr morgens betrunken, mit verkehrt herum getragenem T-Shirt vor mir. Ich weiß, warum das T-Shirt auf links ist, aber mein Gehirn lässt sich auf den schmerzfreien Schutzmechanismus ein, die Geschichte einer Schlägerei zu glauben.

Wie gut, dass ich zu diesem Zeitpunkt nicht ahnen kann, wie lang und steinig mein Weg sein wird.

Am Dienstagnachmittag knie ich im Vorgarten und rupfe das wilde Unkraut heraus. Ein Blick nach oben lässt mir das Blut aus dem Gesicht weichen. Peter und Eric waren offenbar beim Friseur und stehen mit fast kahl rasierten Köpfen vor mir. Mein Mund, weit geöffnet, bringt keinen Laut hervor. Peter überreicht mir seinen zwanzig Zentimeter langen braunen Zopf, den der Friseur hübsch ordentlich zusammengebunden hat. Ich spüre die Last in meinen Händen und merke, dass ich hier viel mehr als nur Haare trage. Beide sehen so radikal verändert aus, dass mir vor Schreck die Tränen in die Augen steigen.

Peter hat nebenbei beschlossen, nicht mehr zu rauchen und zu trinken. Dieser extrem gesunde Ansatz bekommt aber anscheinend den ohnehin blank liegenden Nerven nicht gut. Für mich hagelt es Vorwürfe und Beschuldigungen. Und ich nehme mir, warum auch immer, jeden einzelnen Vorwurf zu Herzen und werde immer trauriger. Er distanziert sich weiter von mir, beschimpft mich und lässt keine Nähe mehr zu. In seinen Augen mache ich alles falsch. Parke ich den Wagen vorwärts in die Einfahrt, gibt es Trouble. Parke ich rückwärts ein, ist es auch nicht richtig. Leider muss ich mich zu diesem Zeitpunkt völlig verloren haben, in meinem Kopf ist nur Platz für Trauer.

Nachts liegt Peter schweißgebadet und wach neben mir. Wenn ich ihn angucke, sehe ich in fremde Augen. Er sieht so schlimm aus, krasse, steinharte Züge entstellen sein Gesicht. Völlig wesensverändert. Ein paar Jahre zuvor hatte ich den schlimmen Traum, Peter würde mal ernsthaft krank. Jetzt denke ich nur: Das sind doch nicht etwa Vorzeichen für einen Hirntumor?

Im Haus kann er es kaum noch ertragen und schläft daher immer öfter bei einem Freund. Das denke ich zumindest. Ich weiß, klingt naiv, aber das habe ich wahrhaftig geglaubt.

Ich habe mich in seinen starken Armen immer geborgen gefühlt. Nie an diesem vertrauten, sicheren Gefühl der Liebe gezweifelt. Nun weiß ich nicht, wie mir geschieht. Alles ist so seltsam. Meine Welt scheint sich plötzlich in einem ganz anderen Takt zu drehen.

Ich stelle in der Küche ein Duftlämpchen mit Lavendel auf. Das Öl hatte Peter einmal in der Apotheke besorgt, und wir hatten wirklich schöne Stunden mit diesem Duft in unserer alten Wohnung verbracht. Wehmütig denke ich an diese unverschämt heißen Stunden mit übersprudelnden Glückshormonen zurück. Nur in dieser Wohnung scheint es nicht zu funktionieren. Als er hereinkommt, beschwert er sich über den schlimmen Gestank. Woher ich dieses übel riechende Öl habe, möchte er wissen. Ich verstehe nichts mehr, ich muss drei Fragezeichen auf meiner Stirn haben.

Während Peters Abwesenheit telefoniere ich abends und nachts mit meinen Freundinnen, um die Zeit zu ertragen. Meine allerbeste Freundin Jill übernimmt den größten Part als Zuhörerin. Irgendwann in diesen Tagen kommt die Erklärung für Peters Verhalten: Diagnose *Burnout.*

Stundenlang sitze ich am PC und recherchiere. Ja, die Symptome stimmen – »kann keine Gefühle mehr zulassen«, »ist wesensverändert, weil ausgebrannt«. Ich bin im festen Glauben, dass mit hochdosiertem Johanniskraut und ganz viel Liebe und Geduld alles wieder gut wird. Meine schöne heile Welt soll wieder in Ordnung gebracht werden. Manchmal ist es nicht verkehrt, naiv zu sein.

Ich verliere mehrere Kilo und weine so einige Seen voll. Sämtlichen Freunden schütte ich immer und immer wieder mein Herz aus.

Für Peter stinkt jetzt nicht nur das Lavendelöl, sondern auch ich. Dennoch bin ich fest entschlossen, bis zum Äußersten zu kämpfen, ich halte durch für Peter. Er ist meine große Liebe, mein Mann, mein Partner, der Vater unserer Kinder, ich werde ihn niemals im Stich lassen. Ich hätte damals besser für mich kämpfen sollen, doch zu dieser Zeit habe ich einfach nicht existiert. Unbemerkt bin ich wohl still und leise abgetaucht.

Mittlerweile ist es September, die Baustellen schreien. Peters Eltern sind in ein fertiges Schlafzimmer gezogen, alle anderen Zimmer befinden sich noch im Rohbau. Die Tage verrinnen und ich möchte wohl nicht registrieren, dass meine Freunde mir etwas anzudeuten versuchen. Auf einer Party betrinke ich mich völlig frustriert, da Peter sich mal wieder für das ganze Wochenende abgemeldet hat. Hier erwischt mich eine schmerzhafte Offenbarung. Ein guter Freund von Peter nimmt mich in den Arm und sagt vorsichtig, beinahe zärtlich meinen Namen: Anna. (So werde ich seit meiner Kindheit genannt.) Er ertrage es nicht mehr, so etwas mit anzugucken. Er sehe mich häufig weinen und könne nicht mehr länger schweigen. Ich müsse jetzt ganz stark sein und an meine Kinder denken. Peter hat eine andere Frau.

Ein Schwert sticht in meine Brust und mein Atem hält an. Eigentlich hält alles an. Das kann einfach nicht wahr sein.

Der Gedanke bleibt nur für den Bruchteil einer Sekunde in meinem Kopf, denn alles andere ist unerträglich schmerzhaft. Auf den Schock muss ich viel Schnaps mit diesem Freund trinken, der sich um mich sorgt. Wir rufen völlig betrunken bei dieser Dame an, ohne darüber nachzudenken, dass Peter gerade bei ihr ist.

Ich schlafe bei meinen Freunden auf der Couch, am nächsten Tag fühle ich mich fürchterlich krank. Ich kann mich vor Übelkeit kaum bewegen. An den Vorfall in der Nacht kann und will ich mich nicht mehr erinnern. Als ich nach Hause komme, arbeitet Peter auf der Baustelle und guckt mich seltsam an. Ich denke, dass ich ihm Unrecht getan habe, und mein Hirn trickst mich erneut mit diesem Verdrängungsmechanismus aus. Peter kommt zu mir ins Bett, steigt aber über mich und geht. Es ist eigentlich alles so klar, so offensichtlich. Warum ich wie benebelt durch die Welt laufe, verstehe ich selbst nicht.

Ein paar Tage später erfahre ich bei Freunden, dass diese andere Frau ein riesengroßes Foto von Peter an der Wand hängen hat. Endlich, endlich geben meine Zellen die Signale weiter und ich erwache aus meinem Traum. Zitternd fahre ich heim und schlage auf den schlafenden Peter ein, bis er aufwacht. Er bestreitet nichts, weint, guckt auf den Boden. Nun sitzen wir da. Für so etwas gibt es keinen Plan B. Ich kann nicht klar denken und setze mich ins Auto. Ich will einfach nur weg, ganz weit weg. Bis zum Flyerwald komme ich. Am Fincke-Grab setze ich mich auf einen Baumstumpf und weine und weine. Meine Freundinnen machen sich große

Sorgen um mich und versuchen mich zu erreichen, doch ich will nicht sprechen. Ich muss allein sein.

Peter kümmert sich derweil um die Kinder und geht einfach mit ihr, der anderen Frau, und den Jungs an die Lenne. Ich kann vor Schmerzen kaum atmen, mir ist schwindelig. Ich fühle mich hilflos. Als wäre mein Leben zu Ende. So einen Zustand habe ich noch nie erlebt. Heute weiß ich, dass es gut war, nämlich der Anfang des Weges.

Am nächsten Tag kann ich meinen Dienst nicht absolvieren und muss mich krankschreiben lassen. Meine Ärztin erklärt mir sehr ruhig, dass meine körperliche Reaktion völlig normal sei, wenn einem der Boden unter den Füßen weggerissen werde. Und sein »Burnout« könne auch daher kommen, dass Peter in einem Zwiespalt zwischen beiden Frauen stecke. Nee, denke ich, da weiß sie aber jetzt nicht Bescheid, dass doch nur ich die für ihn passende Frau bin.

Die nächsten Wochen vergehen wie in einem schlechten Film. Für die Kinder erhalte ich alles aufrecht, auch weil ich keine andere Lösung weiß. Gerade haben wir das Haus gekauft, ich wollte meinen Traum von der Familie mit meiner großen Liebe leben, und nun? Also ertrage ich diese eigentlich unerträgliche Situation, lasse meinen Mann abends von der Baustelle zu ihr gehen und empfange ihn morgens, oft ohne dass die Jungs es mitbekommen, wieder im Bett und am Frühstückstisch. Mein Brötchen mag gar nicht den Hals runterrutschen, wenn wir vier am Tisch sitzen. Und ständig diese Tränen, ich habe sie einfach nicht unter Kontrolle.

Wie heißt es doch so oft: Wer wahrhaft liebt, muss auch loslassen können. Okay, ich liebe ehrlich, dann muss ich ihn jetzt gehen lassen, egal, wie sehr es schmerzt. Aber wird er dann auch zurückkommen?!

Mit Peter reden kann ich nicht. Gespräche kann er überhaupt nicht ertragen. Fange ich an und möchte ein paar Fragen loswerden, bekomme ich zu hören, dass er ganz verschwinden werde, wenn ich ihn nerve und nicht in Ruhe lasse. Wollen seine Eltern über seine Situation mit ihm reden, wird er fürchterlich laut und ungerecht. Dann verlässt er das Haus mit seinem neuen »besten Freund« im Rucksack, während wir nie wissen, ob er zurückkommt. Ich begreife das alles nicht und frage mich, wie diese Mutation passieren konnte.

Irgendwann ist es dann soweit, dass mein Mann mir sogar erklärt, dass ihm eine Frau nicht ausreichen würde und eine Frau allein ihn auch nicht befriedigen könne. Dass ein Mann mehrere Frauen hat, gebe es schließlich in anderen Kulturen auch, und die hohe Scheidungsrate zeige, dass eine Zweier-Beziehung nicht in unserer Biologie liege. Ich solle mich sogar glücklich schätzen, denn ich sei schließlich die Erstfrau, wegen der Kinder, und habe Sonderrechte. Das ist alles so unglaublich, dass es mir die Sprache verschlägt. Genau an diesem Tag kommt unser Freund Ilja vorbei, um uns beim Entfernen des Efeus zu helfen. Es ist mir peinlich, doch für den Moment bin ich handlungsunfähig. Da mir Peters Zustand aber mehr als suspekt ist, lasse ich mich lieber von Ilja sichern und steige selbst aufs Dach.

Es trifft mich sehr, dass Peter, der mir immer das Gefühl gab, er würde nur mich begehren und ich sei seine Blume, seine Sonne, nun eine gewaltige Lawine an Vorwürfen wegen meines Aussehens auf mich niedergehen lässt. Meine Beine seien viel zu schwabbelig, mein Gesicht würde ständig ein Doppelkinn machen und überhaupt sei ich viel zu dünn geworden. Es tut so unbeschreiblich weh. Aber warum glaube ich bloß alles, warum? Immer wenn ich diese perfekte andere Frau sehe, habe ich tagelang mit den schlimmsten Minderwertigkeitsgefühlen zu kämpfen, egal was meine Freunde sagen. Ich fühle mich wertlos, schlecht und winzig klein. Ich habe versagt, sonst würde sich mein Mann keine andere Frau suchen.

Die Andere

Peter hat bis jetzt bestritten, dass er die andere Frau liebt. Eines Tages ist es dann doch so weit, denn ich bohre so lange nach, bis er gesteht, dass er sie liebt. Daraufhin werde ich entsetzlich laut und schmeiße ihn das erste Mal raus. Dann soll er auch bitte zu ihr gehen und mich in Ruhe lassen.

Diese Situation muss ein Ende haben. Doch kaum ist das Wochenende um, lasse ich mich auf die vielen SMS ein, in denen er mir seine Liebe versichert. Ich glaube immer an das Gute, hoffe auf das Happy End im Film und möchte nur meine kleine Familie zurück. Das dachte ich noch zu diesem Zeitpunkt: Ich wollte meinen Kindern eine intakte Familie mit Mutter und Vater geben. Mir war nicht klar, dass es dafür längst zu spät war.

Zwar sind die Tage der scheinbar neu entfachten Liebe schön; zwar versuche ich, meinen Traum vom Familienglück zu leben, doch werde ich immer wieder aus meiner heilen Welt gerissen. Ich gehe kaum noch aus meiner »Burg« und meide die Stadt. Ich kümmere mich vor allem um meine Kinder, die Hausarbeit und alles andere auch. Ich muss alle Rechnungen sortieren und abheften, da die Bank eine komplette Auflistung wegen der Sanierung fordert. Überhaupt gibt es eine Menge Büroarbeit zu erledigen, die mir mit schmerzendem Herzen und Sorgen im Kopf richtig schwerfällt. Ich fühle mich so elend und schuldig, weil ich nicht so perfekt bin wie sie. Der Sex mit Peter war immer ganz besonders gewesen, und dass die Leute nun alle munkeln, er hätte sich eben fürs Bett eine andere Frau gesucht, erschüttert mein Ego nachhaltig.

Tief in meinem Innersten sehne ich mich nach ein ganz klein wenig Anerkennung.

Da fällt mir ein Zeitungsartikel in die Hände: *Künstler und Fotograf macht traumhafte Aktbilder*. Ja, ein wenig mein Selbstbewusstsein aufpolieren, das wäre jetzt prima. Ich rufe ihn an, doch leider ist er ausgebucht. Er fragt jedoch, aus welchem Grund ich diese Fotos machen möchte, und als ich ihm ehrlich antworte, dass ich das dringend für mein Selbstwertgefühl brauche, da mein Mann eine perfekte Freundin hat, gibt er mir einen Shootingtermin drei Tage später. Es ist schon ein wenig aufregend, bei einem völlig fremden Mann zu Hause. Doch Rainer ist ganz ruhig und lieb, so dass ich ihm sofort vertraue. Wir gehen raus in den Wald, und während er seine Kameraausrüstung aufbaut, lasse ich meine Kleider fallen. Es tut unbeschreiblich gut, vor der Linse zu stehen. Einige Bilder machen wir noch bei ihm im Wohnzimmer, und ich komme entspannt und voller Stolz nach Hause. Rainer macht seit über zwanzig Jahren Aktfotos und ist ein begnadeter Künstler. Seine Kompositionen aus ästhetischem Akt und märchenhafter Bildbearbeitung sind faszinierend. Er versteht es gut, die Frauen ins rechte Licht zu stellen. Ich mag mich auf den Bildern. Das Erlebnis ist unheimlich wichtig für mich.

Kurz vor Weihnachten, am 18. Dezember, hat Peter Spätschicht. Morgens meint er zu mir, dass es doch schön wäre, wenn wir beide mal gemeinsam ins Solarium gehen würden und ich ihn anschließend zur Arbeit bringen könnte. Nach der Schicht wolle er noch mit seinen Arbeitskollegen einen trinken gehen. Ich freue mich über seinen Vorschlag, bis ich bemerke, welche Kleidung Peter einpackt. Es zieht sich alles in mir zusammen, denn auf einmal spüre ich wieder, dass es nicht die Wahrheit sein kann. Nachmittags kümmere ich mich um die Kinder und muss dabei immer an die Schilder der Ü30-Party denken, die ich auf dem Nachhauseweg gesehen habe. Ich weiß, dass er dorthin geht, und ich weiß auch, dass er nicht allein geht. Die Frau, mit der er angeblich keinen Kontakt mehr hat, wird ihn begleiten. Ich weiß es einfach. Eine Horrornacht mit Bauchschmerzen folgt. An Schlaf ist nicht zu denken, und weglaufen geht auch nicht, denn ich muss ja die Kinder versorgen. Ich stehe zusammengekrümmt am Fenster und blicke in den schwarzen Himmel. Lieber Gott, lass diese Nacht bitte schnell vergehen!

Morgens gegen zehn Uhr halte ich es nicht mehr aus und bitte meine Schwiegermutter, auf die Jungs aufzupassen. Ich fahre wie ferngesteuert zum Haus der Anderen. Die Haustür steht offen, so dass ich einfach hineingehen kann. Nun hocke ich zitternd vor ihrer Tür und weiß nicht mehr weiter. Doch da höre ich sie sprechen. Mit wem? Als ich Peters Stimme registriere, geht alles ganz schnell. Mein Finger drückt von selbst auf die Klingel. Sie öffnet mir mit einem Handtuch auf dem Kopf die Tür, und ich erblicke als erstes Peters Schuhe im Flur. Sie lässt mich eintreten und ich sehe Peter im Zimmer auf dem Sofa sitzen. Ich tobe vor Wut. Ich tobe, weil ich es nicht wert bin, die Wahrheit zu erfahren. Peter will mich schnell loswerden und lieber alles zu Hause bereden. Die folgende Szene hat weitreichende Folgen in meinem Freundeskreis. Keine meiner Freundinnen kauft seit diesem Tag Lollo rosso. Die Frau stellt einen Teller mit perfekt auf Lollo rosso-Salat angerichteten Schnittchen auf den Tisch. Immerzu muss ich auf diesen mit Lollo rosso garnierten Teller starren und bemerke nicht, dass ich ohnmächtig werde. Schöne Blamage, Anna, ausgerechnet jetzt dieser Schwächeanfall. Ich komme schnell zu mir. In der Küche darf ich mir noch einen Vortrag anhören, dass meine Ehe vorher schon kaputt war, und gehe dann schnell, ganz schnell aus dieser Wohnung. Im Treppenhaus realisiere ich, dass meine Knie schon wieder zittern und ich jetzt nicht Auto fahren kann. Nur gut, dass Ilja und Bianca um die Ecke wohnen. Dort weine ich mich mal wieder aus.

Der Weihnachtstag ist da. Ich drehe meine langen braunen Haare auf, ziehe mein goldenes Oberteil an und mache mich hübsch für den Heiligen Abend. Obwohl sowieso schon dicke Luft herrscht, denke ich in meiner Naivität, dass Peter sich über eine kleine Mappe mit meinen Fotos freuen würde. Aber ich werde nur streng gerügt, weil ich mich nicht an die Abmachung gehalten habe, dass wir uns gegenseitig nichts schenken wollen. Die Mappe legt er achtlos beiseite. Meine bitterlichen Tränen weine ich heimlich, weil ich den Kindern die Weihnachtsfreude nicht verderben möchte. Doch für mich ist es schier unerträglich. Jeder Atemzug schmerzt.

Seit Monaten sage ich Peter, dass er doch mit ihr leben solle, wenn er sie liebe. Das ist zwar schmerzhaft für mich, soll aber in den besten Familien vorkommen. Ist wohl menschlich, sich in jemand anderen zu verlieben. Aber nein, Peter will an mir festhalten. Immer wieder erklärt er mir seine Liebe und dass er nur mit mir zusammenleben will. Andererseits scheint er völlig am Ende, gibt zu, dass er keinen klaren Gedanken fassen könne. Es sei wie eine Weiche in seinem Kopf: Treffe er eine Entscheidung, schlage die Weiche im nächsten Moment wieder um. Immer hin und her, her und hin. Er würde noch an diesem Durcheinander im Kopf zu Grunde gehen. Er sieht wirklich schrecklich aus und ist nachts schweißgebadet. Zudem hat Peter einige Verhaltensweisen nicht unter Kontrolle. So schnell wie er Geld ausgibt, komme ich gar nicht nach, welches zu verstecken. Er hat die impulsivsten Ausbrüche bei Nichtigkeiten. Also irgendetwas scheint da wirklich nicht gesund zu sein. Ich habe großes Mitleid mit ihm. Wirklich gut, oder? Hallo, Anna, wie fühlst du dich eigentlich? Diese Frage stelle ich mir gar nicht, ich merke nichts, weil ich nur damit beschäftigt bin, ihm beizustehen. Vor allem aber möchte ich verstehen, suche nach Erklärungen für diese unglaubliche Wandlung. Irgendeine Hilfe muss es für ihn doch geben, hoffe ich.

Eine Kur soll die Lösung sein. Ich hoffe, dass diese Maßnahme erfolgreich ist und Peter wieder zu sich findet. Nicht nur seine Launen sind unerträglich, auch kann ich seinen schlimmen Zustand einfach nicht mehr mit ansehen. Eric spricht mir sehr oft Mut zu, und eines Abends guckt er mich an und sagt mit seinen sechs Jahren zu mir: »Mama, wenn du mal keine Kraft mehr hast, dann sag mir Bescheid, dann gebe ich dir welche von mir ab.« Er erzählt mir häufig, dass er den »alten Papa« sehr vermisse. Wir machen uns gegenseitig Mut und wollen an das Gute glauben.

Die letzten Tage vor der Kur sind nur noch dramatisch. Am Tag vor der Abreise bleibt Peter depressiv im Bett liegen und ich packe für ihn. Er soll in der Kur endlich eine Entscheidung treffen, mit wem er leben mag und wen er liebt. Der Abschied am Bahnhof ist für alle sehr traurig, Eric und Leif weinen mit ihrem Papa. Ein paar Stunden später bekomme ich noch eine Nachricht, dass er gut angekommen ist, und dann ist erst einmal Funkstille. Ja, so ist es auch gedacht. Zur Ruhe kommen, sich wiederfinden, Abstand gewinnen.

Nach Tagen kommt eine SMS: »Wo ist nur die Anna hin, die ich so liebte? Warum spüre ich sie nicht?« Erstklassige Fragen, nur hätte ich selbst mir diese Fragen stellen sollen, anstatt wieder und wieder vor Schmerzen in die Knie zu gehen. Doch dann die vermeintliche Wende: Die Kinder und ich sollen zu Besuch kommen. Eric und Leif freuen sich riesig, während meine Freude eher vorsichtiger Natur ist. Es wird aber ein ganz entspannter Tag. Die Jungs sind beruhigt zu sehen, wo ihr Papa jetzt schläft und vorübergehend wohnt. Schon einige Tage später bekomme ich zuckersüße SMS, ich solle doch auch allein zu Besuch kommen. Über Nacht! Natürlich folge ich dem Lockruf und fahre erneut in den Westerwald. Es ist wie im Märchen, ich werde von meinem alten Peter begrüßt, fast vergessene Augen blicken mich an. Ich bekomme ganz romantisch meinen Ehering wieder angesteckt. Verbotenerweise bleibe ich über Nacht. Doch am nächsten Morgen ist der Märchentraum zu Ende. Irgendwie sieht seine Miene heute wieder anders aus, doch ich rede mir ein, dass es nur mein Misstrauen sei. Peters Handy klingelt ein paar Mal. Er geht nicht dran, behauptet, er habe jetzt keine Zeit, Lucky zu sprechen. Naja, Anna, bleib ruhig, es wird schon Lucky sein und nicht etwa … Auf der Rückfahrt wird aber mein Überschwang ganz von einem komischen Gefühl im Magen verdrängt.

Einige Tage später bekomme ich Besuch von Peters Freund Pritsch, weil er noch etwas abholen muss. Ich kann ihn sehr gut leiden, da ich kaum einen anderen Menschen kenne, der so offen und ehrlich seine Meinung äußert. Manchmal ist es vielleicht etwas gewöhnungsbedürftig, wenn er einem zur Begrüßung sagt: »Oh, in der Hose haste aber 'nen dicken Arsch.« Aber ich weiß seine Direktheit zu schätzen. Ganz beiläufig fragt er mich, was ich denke: Ob die andere Frau auch Peter in der Kur besucht? Und wie ein Idiot antworte ich ihm, dass ich Peter zwar eine Menge zutraue, aber das würde er nach unserem Treffen nicht tun.

Wie ich mich geirrt habe. Natürlich besucht auch die andere Dame ihren »Lover«. Sie pflegen ihre »brachiale Liebe«, wie sie sagen. Nur das erfahre ich erst viel später …

Einige Tage eher als angekündigt steht Peter einfach wieder in der Wohnungstür. Er liebt den Überraschungsmoment, ich nicht. Er begrüßt mich mit einem stürmischen Zungenkuss. Im Laufe der folgenden Tage merke ich aber, dass wohl doch nicht alles im grünen Bereich ist. Nach wie vor möchte er unbedingt seinen Hausarzt behalten, bei dem sie, die Andere, arbeitet. Ich fordere, dass er sich einen neuen Arzt sucht, aber durchsetzen kann ich mich nicht. Alles beim Alten. Zwei Welten, zwei Frauen und irgendwie zwei Männer in einem.

Unwirkliche Neuanfänge

Es folgen Wochen und Monate, in denen sich Trennungen und Neuanfänge nahtlos aneinanderreihen. Keiner kann loslassen. Ich lese viel über Psychologie und diverse Krankheitsbilder im Internet, finde den Begriff *Komorbide Störungen bei ADHS im Erwachsenenalter*. Das würde passen. Mangelnde Empathie als Symptom findet sich leider auch in anderen Krankheitsbildern. Die Fähigkeit, sich in Gefühle und Gedanken eines anderen Menschen hineinzuversetzen, vermisse ich bei ihm deutlich. Wie vieles andere auch. Auch eine *antisoziale Psychose* könnte es sein oder eine *narzisstische Störung*. Beim *Burnout-Syndrom* wird ein empfindungsloses Stadium beschrieben, diese Diagnose stellte ja auch damals sein Hausarzt. Wirklich weiter helfen mir diese Informationen aber leider nicht.

Da ein starker Mann keine Couch braucht, ringe ich mich schließlich durch, allein einen Familientherapeuten aufzusuchen. Ich sei der einzige Therapeut, der ihm helfen könne, sagt Peter immer zu mir. Vor meinem ersten Termin bin ich sehr nervös, da es mir peinlich ist, einem fremden Menschen meine häusliche Situation zu schildern. Meine Freundinnen verstehen mich, kennen mich und wissen, warum ich ein so großes Herz für meinen Mann habe. Wie wird jedoch ein Therapeut urteilen? Ich bin angenehm überrascht, dass dieser ruhige Mann mich nicht auslacht, nachdem er sich meine Geschichte angehört hat. Er bleibt neutral, obwohl er doch ganz schön tief Luft holen muss. Da hätte ich aber ein schwer verwickeltes Wollknäuel, welches sich nicht einfach entknoten lässt. In seiner klaren Darstellung erkenne ich jedenfalls sehr gut mein inkonsequentes Verhalten. Natürlich spricht mein Verstand längst eine andere Sprache als mein Herz. Damit ich besser mit Peters merkwürdigem Verhalten umgehen kann, erklärt mir der Therapeut, dass es nicht mein Mann sei, der da handele, sondern die Krankheit, die ihn steuert. Allein diese Aussage hilft mir ungemein weiter. Ich fühle mich, als sei ich einen großen Schritt weiter gekommen. Gerne vereinbare ich mit ihm einen zweiten Termin.

An einem Sonntagnachmittag textet Peter mir von der Arbeit, dass er mit seinem Arbeitskollegen nach Feierabend etwas unternehmen wird. Obwohl mein Mann mir hoch und heilig geschworen hat, nicht mehr mit dieser anderen Frau zu reden, spüre ich deutlich, dass er lügt. Am Abend laufe ich zu ihrem Haus und verstecke mich auf dem großen Parkplatz. Da ich kein Geld für einen Privatdetektiv habe, spiele ich diese Rolle eben selbst. Pünktlich verlässt die Dame im kurzen Rock das Haus und ich folge ihr. Sie geht in die Kneipe und ich luge dort durchs Fenster. Innig und vertraut begrüßen sich die zwei Liebenden. Bebend vor Wut reiße ich die Tür auf und stürme hinein. Die beiden sind jedoch so beschäftigt miteinander, dass sie mich nicht mal registrieren. Zornig schnappe ich mir einen Aschenbecher und werfe ihn in ihre Richtung, damit sie mich wenigstens bemerken.

Wie kann man nur so dreist sein und sich in aller Öffentlichkeit mit einem verheirateten Mann präsentieren? Mein Zorn ist so gewaltig, dass ich die Dame hinten an ihrem Blusenkragen vom Barhocker ziehe. Glücklicherweise fange ich mich, bevor noch größere Peinlichkeiten passieren, und verlasse dieses Drama. Tränenüberströmt renne ich nach Hause. Ich laufe und laufe, ohne überhaupt richtig atmen zu können. Warum verstecken sie sich nicht wenigstens bei ihrer Affäre? Muss ich in aller Öffentlichkeit so bloßgestellt werden?! Ich verstehe nichts mehr und bin einfach nur leer und am Ende. Zu Hause dauert es nicht lange, bis ich zusammensacke und in einen Eimer breche, da ich nicht mehr aufstehen kann, um zur Toilette zu gehen.

In den folgenden Tagen macht mir Peter immer wieder Vorhaltungen wegen dieser schlimmen »Körperverletzung«. Nach kurzer Zeit zeigen diese Beschuldigungen bei mir Wirkung und ich fühle mich furchtbar schuldig. Peter schafft es erneut, mich davon zu überzeugen, dass gar nichts bei diesem Treffen war. Ich habe alles dramatisiert und viel Ärger um nichts gemacht. Er liebt doch nur mich und möchte gemeinsam mit mir alt werden. Mit grauen Haaren auf einer Parkbank sitzen und Händchen halten – das sei doch schließlich unser Traum.

So befinden wir uns im Sommer mal wieder an einem Neubeginn unserer Ehe. Ich träume und verdränge alles Schmerzliche, weil ich mir nichts sehnlicher wünsche als wieder eine Familie zu sein. Große materielle Forderungen habe ich nie an das Leben gestellt, doch einen Lebenswunsch hatte ich: aufrichtig geliebt zu werden. Das scheint wohl schwieriger zu sein als angenommen. Warum eigentlich?

Peter hat Nachtschicht und ich durchsuche voller Eifersucht seine Arbeitstasche, während er schläft. Ich entdecke ein kleines Tagebuch, das er begonnen hat zu führen, und kann es nicht lassen, hineinzuschauen. Schmerzhafte Dinge muss ich lesen, die meine Welt auf den Kopf stellen. Seine niedergeschriebenen Gedanken bohren sich wie Messerklingen in meine Brust. Er hat tatsächlich eine Tabelle angelegt, in der er mich mit ihr vergleicht. Die Tabelle lässt mich verdammt schlecht aussehen. Sie kocht besser, ist ordentlicher, viel sportlicher als ich. Mein größter Pluspunkt sind die Kinder. Und dann muss ich erfahren, wie viele Abenteuer mit anderen Frauen parallel zu unserer Ehe liefen. Es zerreißt mich. Habe ich acht Jahre lang eine völlig andere Realität gelebt? Ich bemühe mich nach Kräften, alles zu vergessen und mich auf den Neuanfang zu konzentrieren. Doch es funktioniert nicht. Ich kann mich einfach nicht mehr selbst betrügen. Meine schmerzende Unruhe begleitet mich durch jede einzelne Sekunde. Aber Peter beteuert mir immer wieder, dass er nur mich liebe und nur mit mir leben wolle, und so unternehme ich weiterhin nichts.

Unsere Finanzen liegen schon lange im Argen, und ich schraube deshalb meine Bedürfnisse auf ein Minimum herunter. Ich kaufe mir keine Gesichtscreme, benutze das Shampoo der Kinder mit und spare, wo ich nur kann. Ich befinde mich in einem absoluten Ausnahmezustand und käme wohl auch mit Wasser und Brot aus. Geht Peter mal einkaufen, bringt er mir immer eine Kleinigkeit mit, und ich freue mich, dass er an mich denkt. Dennoch würde ich mir angesichts unserer Geldsorgen keine Funktionssocken oder Flusskrebse gönnen. Doch Peter ist so wahnsinnig aufmerksam und lieb, wie früher, als meine Welt noch heil war. Ich kann ihm nicht wirklich böse sein. Unser Familienleben und unsere Liebesbeziehung scheinen wieder zu funktionieren.

Trotzdem bekomme ich in diesen Tagen die erlebten Szenen und vor allem Peters bizarre Tagebuchaufzeichnungen nicht aus dem Kopf. Ich muss mir eingestehen, dass meine Welt doch ordentlich ins Wanken geraten ist. Zum Thema Fremdgehen bemerkt Peter, dass er ziemlich viele Männer kenne, die es alle tun würden. Wieder so eine Geschichte, wie damals die Entzauberung des Christkindes, da tat die Wahrheit auch weh. Es ist einfach viel schöner, im Glauben an Aufrichtigkeit und Ehrlichkeit zu leben. Ich raffe mich auf und widerspreche, dass es bestimmt auch ein paar treue Ehemänner gebe. Peter überlegt einen kleinen Augenblick und gibt dann zu, dass ihm wirklich zwei Ausnahmen einfallen, mein Vater und mein Bruder. Völlig niedergeschmettert nehme ich seine Behauptung erst einmal hin.

Drei Wochen später hat Peter erneut Nachtschicht und wieder einmal kann ich es nicht lassen, seine Gedanken zu ergründen. Tief im Inneren spüre ich, dass ich mir selber etwas vormache, wenn ich nun Ehrlichkeit von Peter erwarte. Ich suche nach handfesten Beweisen und werde auch fündig. Nun weiß ich: Als ich letzte Woche Nachtdienst hatte, war er in der Stadt und hat auch ihr einen Besuch abgestattet. In ihrer Wohnung sind die beiden Verliebten übereinander hergefallen … Wie eine Furie renne ich in die obere Etage und wecke Peter sehr unsanft. Ein Wort gibt das andere und dann rutscht mir die Hand aus. Ich verpasse ihm eine Ohrfeige. Ich kann diesen Wahnsinn kaum glauben. Was passiert hier nur?

Wütend verlässt Peter das Haus. Ich zittere und bin außer mir vor Wut. Wie konnte es so weit kommen? Schnell packe ich eine große Tasche für die Kinder und mich. Ich erzähle den Jungs, wir machen jetzt mal was Verrücktes, und im Handumdrehen sitze ich mit Eric und Leif im Auto auf dem Weg nach Cuxhaven. Ich muss ans Meer. Ich muss weit weg. Ich brauche ein paar Stunden Auszeit. Ich verrate niemandem, wo wir sind.

Die Autofahrt ist anstrengend, da so viele Gedanken in meinem Kopf Tango tanzen. In der Hochsaison ist keine billige Unterkunft zu bekommen. So müssen wir drei in einem Hotel absteigen. Drei Nächte und ich bin zahlungsunfähig, doch unbezahlbar ist der Blick aufs Meer. Ich spüre mich wieder selbst und kann mit etwas Abstand auf mein Leben schauen. Ach, wie viel Geborgenheit so ein Strandkorb doch hergibt. Eigentlich möchte ich nie wieder nach Hause in diesen Albtraum reisen.

Als wir wieder zurück nach Hause kommen, ist Peter mal wieder mit Sack und Pack bei ihr, und eigentlich könnte es so nun auch endlich bleiben. Doch der Wahnsinn findet kein Ende. Immer süßere SMS landen auf meinem Handy. Immer größere Liebeserklärungen erreichen mein trauriges Herz. Eines Morgens steht eine Sonnenblume vor meiner Tür und ich habe das Gefühl: Ja, dieses Mal meint er es ernst. Ich schwanke und bin fast bereit für Neuanfang Nummer zehntausend. Dabei hatte ich doch bereits vor Jahren Robin Norwoods *Wenn Frauen zu sehr lieben* gelesen. Sitzt ein Helfersyndrom in meinem tiefsten Inneren? Warum kann mein Herz nicht einfach loslassen?

An einem Freitagmorgen bekomme ich dann eine SMS, dass ich meinen Mann zurückhaben kann, wenn ich ihn noch will. Er wolle mir seine Aufrichtigkeit nackt beweisen. Ich solle ihn mit all seinen Sachen an ihrer Wohnung abholen. So recht weiß ich nicht, wie ich mich verhalten soll. Doch ich kann nicht anders, ich fahre los. Und dann traue ich meinen Augen nicht: Peter steht splitterfasernackt – bis auf ein Paar blaue Flipflops an den Füßen – vor ihrer Tür. Er öffnet den Kofferraum und packt in aller Seelenruhe die Taschen hinein. Nervös dränge ich ihn, er solle sich gefälligst beeilen und einfach ins Auto steigen. Doch er reagiert kaum. Erst jetzt bemerke ich, dass er alles andere als nüchtern ist. Der Polizist, der mittlerweile direkt neben Peter steht, kombiniert schneller. Wie so oft in diesem Zustand stänkert Peter, und ich kann ihn nicht überzeugen, ins Auto zu steigen. Ich muss aber los, die Theateraufführung verlassen, da Leif jeden Moment aus dem Kindergarten kommt. Peter zieht sich in die Wohnung seiner Geliebten zurück und verspricht dem Polizisten, sich wieder anzuziehen und nicht betrunken Fahrrad zu fahren. Das Anziehen klappt noch, doch die zweite Zusage hält er nicht ein. Als er direkt vor unserem Haus betrunken mit dem Fahrrad ankommt, empfängt ihn schon die Polizei. Gerade in diesem Moment kommt Eric von der Schule. Glücklicherweise kann Andreas, Peters Bruder, unseren Jungen von der Szene ablenken, so dass er nicht mitbekommt, wie sein betrunkener Vater ins Polizeiauto steigt.

Abends kommt dann der Anruf der Polizei, ich könne meinen Mann nun abholen. Eigentlich will ich das gar nicht, aber pflichtbewusst fahre ich natürlich zum Präsidium. Peters Zustand ist nahezu unverändert, und im Auto geht gleich der nächste Kräuterlikör ins Blut. Dabei hatte der Polizist gerade noch erzählt, dass im Alkohol der Teufel stecke. Nach einigen Pöbeleien bekomme ich Peter endlich ins Haus. Doch nach einem miesen Quickie zieht Peter erneut los. Warum habe ich ihn auch abgeholt und mich darauf eingelassen? Selber schuld, Anna.

Damit nicht genug: Pünktlich zu seinem Geburtstag erscheint unsere filmreife Story dann mit Foto in der BILD-Zeitung. Dort heißen wir Horst und Mandy. Ich bin begeistert. Wollte schon immer Mandy heißen und in der Zeitung stehen. Nur gut, dass ich einen dicken schwarzen Balken über den Augen habe. Nachmittags laufen noch zwei Reporter an unserem Haus vorbei und bitten um nähere Informationen, doch weder er noch ich möchten plaudern. Wer hat uns das eingebrockt?

Es ist Wochenende und das Wetter ist herrlich. Die Gartenarbeit draußen macht meinen Kopf frei. Anja ruft mittags vom Gartenzaun zu mir herüber, ob ich nicht Lust hätte, auf die Ü30-Party zu gehen. Ja, warum eigentlich nicht? Auf einer Ü30-Party war ich noch nicht, und es kann nicht schaden, mal vor die Tür zu gehen. Die Jungs können bei meinen Eltern schlafen, und so fahre ich mit Anja, Jean-Paul und Claudia mit dem Bus zur Stadthalle. Es wird eine spitzenmäßige Nacht. Ich tanze mir den ganzen Frust von der Seele, treffe viele Bekannte aus meiner Schulzeit und fühle mich vor allem wie früher, mitten im Leben, ohne Schmerzen. Während des letzten Jahres ist mir nicht ein Mann begegnet, den ich hätte küssen wollen. In dieser Nacht sehe ich jedoch meinen *Mr. Big*. Er ist ein Freund von Jean-Paul und beschert mir sofort weiche Knie. Mr. Big kommt mit mehreren Freunden auch noch mit zu Anja und Jean-Paul nach Hause, aber leider verabschiedet er sich dort viel zu früh. Vielleicht ist es doch möglich? Vielleicht kann ich mich doch noch mal in einen anderen Mann verlieben? Wer weiß? Diesen Gedanken hatte ich bis jetzt kategorisch abgelehnt. Es gibt nur eine Liebe des Lebens.

Am nächsten Morgen stelle ich das Auto vor die Wohnung der anderen Frau und benachrichtige Peter, er könne seine Taschen aus dem Auto holen und zu ihr ziehen. Er tut es nicht. Peter bleibt nach wie vor bei mir und ist doch woanders.

Im Haus haben wir immer noch unendlich viele Baustellen und die Tage vergehen wie im Flug. Viele meiner Freunde raten mir dringend, das Haus zu verkaufen. Das geht jedoch nicht wegen der Vorfälligkeitszinsen. Alle Hausbewohner investierten ihre letzten Ersparnisse für dieses gemeinsame Projekt, und ich für meinen Teil kann und will nicht kapitulieren. Die Abzahlung des Hauses wird über die drei Mieten gewährleistet, und in jeder anderen Wohnung müssten wir genauso unsere Miete zahlen. Unser ächzendes Privatkonto halte ich strikt getrennt von unserem, wie ich es nenne, Geschäftskonto. Die Misere liegt im langen Krankengeld von Peter begründet und in seinen vielen impulsiven Ausgaben.

Wenn man nur die Oberfläche betrachtet, könnte man die letzten zwei Jahre als schlechte Phase unserer Ehe im Schatten von Peters Krankheit verbuchen. Der zu bewältigende Alltag hält uns zusammen. Aber weiterhin lebt Peter in zwei Welten zugleich. Wie schafft er es nur, auf zwei Hochzeiten zu tanzen? Dieser doppelte Gefühlshaushalt ist für mich schier unvorstellbar. Ganz zu schweigen von der Terminierung. Zwischen diesen beiden Welten gibt es keine Schnittmenge. Vielleicht noch meine Freundin Anja, die Peter bei mir zu Hause erlebt und auch einige Male in der Kneipe den anderen Peter mit der anderen Frau begrüßt.

Eines Abends hat Peter angeblich einen wichtigen Termin und weiß noch nicht, wann er wieder zu Hause sein wird. Ich fahre zu meiner Freundin, da Eric und Leif bei meinen Eltern schlafen. Meine Gedanken kreisen nur um Peters Verhalten. Ich möchte es einfach verstehen können. Warum ist er fähig, mir von der großen Liebe zu erzählen, sie auch mit mir zu leben, und einer anderen Frau vielleicht dasselbe zu versprechen? Bei meiner Freundin trinke ich nur Wasser und erkläre gegen Mitternacht, dass ich noch einmal los müsse. Ich spüre, dass die beiden Verliebten wieder in der Kneipe sind, und ich will jetzt die Konfrontation beider Welten. Die beiden Mädels wollen mich nicht allein fahren lassen und begleiten mich. Wir fahren durch die tiefschwarze Nacht nach Hohenlimburg. Als wir drei die Kneipe betreten, verstummt jedes Gespräch. Die Leute wissen, wer ich bin, und auch die andere Dame wirkt leicht nervös. Wir suchen uns einen Tisch und bestellen ein Getränk. Nach einigen Minuten erscheint der Hauptdarsteller auf der Bühne und stellt sich an seinen Platz – zu ihr. Er behandelt mich wie Luft. Ich bin fassungslos. Zu Hause trägt er mich auf Händen und jetzt das? Ich stelle ihn zur Rede: »Warum machst du Liebeserklärungen an zwei Frauen?« Insgeheim hoffe ich sogar auf Unterstützung der anderen Frau, doch diese beschuldigt mich der Lügerei und Hetzerei gegen Peters Freunde. Ich koche über. Unglaublich, was für ein schlechtes Schauspiel! Warum soll jetzt ich die böse Variable in der Gleichung sein? Gott sei Dank steht meine Freundin nun neben mir, beruhigt mich. Hier lohne keine Aufregung mehr. Zusammen verlassen wir die Bühne, gehen zurück zu unserem Tisch, trinken in gespielter Ruhe aus und verlassen das Lokal. Im Auto bin ich so niedergeschlagen und wütend zugleich, dass ich nicht in der Lage bin, das Fahrzeug zu starten. Die anderen beiden Mädels dürfen dank ihres Promillelevels nicht fahren, und so schmeißen wir erst einmal das Radio an. Der Song *Too Late to Apologize* schmettert uns um die Ohren. Genau, jetzt ist es wirklich und endlich absolut zu spät für Entschuldigungen. Mit diesem Mann werde ich nie wieder zusammenleben. Was für ein krasses, wahnsinniges Durcheinander. Er soll es bloß nicht wagen, nach diesem Wochenende nach Hause zu kommen.

Doch er kommt wieder. Er sitzt auf unserem Sofa, guckt auf den Boden und weint. Auf die Bitte, die Wohnung zu verlassen, reagiert er mal wieder nicht. Letztlich rufe ich bei dieser anderen Frau an. Ich lade sie ein, vorbeizukommen, damit sie sich meine Realität samt weinendem Mann angucken kann. Sie zetert nur herum und glaubt mir nicht. Sie vertraut und glaubt nur Peter. Das alles muss ich zunächst einsortieren. Dass sie von mir behauptet, ich lüge, ist die Krönung, lässt aber wirklich darauf schließen, dass er mit ihr eine völlig andere Realität lebt. Wer weiß, was er ihr über mich berichtet?! Ich habe keine Lust mehr auf dieses Spiel und würde es gern beenden. Nur weiß ich nicht, wie.

Als Peter ein paar Tage später wieder Zeit mit seiner Superfrau verbringt, fahre ich nachmittags mit den Kindern zu einem Bekannten auf den Bauernhof. Wir haben beschlossen, uns ein kleines Kätzchen zuzulegen, wobei Peter keinerlei Stimmrecht von mir bekommt. Ein kleiner sibirischer Tiger ist von nun an unser Mitbewohner.

Das Schlüsselerlebnis

2008. Schließlich habe ich ein Schlüsselerlebnis. Erics Lehrerin spricht mich an und erklärt mir, dass Eric im Unterricht so oft abwesend wirkt. Sie merkt, dass ihn etwas bedrückt. Als sie mit ihm darüber reden wollte, hätte er zu weinen angefangen und von seinen Sorgen erzählt, dass Mama und Papa sich oft streiten. Ich fühle mich unendlich schuldig, abends weine ich bitterlich. Ich würde es mir nie verzeihen, wenn die Kinder Probleme bekommen, weil ich nicht gehandelt habe. Ich erinnere mich an Mütter, die ihren Partner decken und nicht verlassen, obwohl dieser den Kindern Gewalt zufügt. Dieses Verhalten habe ich nie verstanden. Jetzt zeige ich vielleicht dasselbe Verhaltensmuster? Peter ist zwar ein toller Papa, aber dieses ständige Auf und Ab, die verbalen Angriffe gegen mich sind auch nicht gut für die Kinder. Eine Trennung wäre für die Jungs bestimmt erst einmal ein Weltuntergang, sie lieben ihren Papa über alles. Doch vielleicht ist es das Beste für sie? An diesem Abend grübele ich lange. Klare Verhältnisse, einen geraden Weg halte ich für wertvoller als dieses ständige Auf und Ab, dieses kranke Durcheinander. Die Situation zu Hause ist einfach zu angespannt, ich verspüre Sehnsucht nach Ruhe. Der normale Alltag kostet mich schon eine Menge Energie, aber die ständigen Diskussionen rauben mir meine letzte Kraft. Ganz zu schweigen von meinen verletzten Gefühlen. Bekomme ich in der einen

Sekunde noch warme, entspannte Küsse, fegt im nächsten Moment ein eisiger Wind über meine Wangen. So fühlt es sich jedenfalls an. Nie zu wissen, wer gerade vor mir steht, vor allem wie lange, übersteigt bald meine Belastungsgrenze.

Ja, ich beschließe, dass entweder Peter oder die Jungs und ich ausziehen. Finanziell ist es wohl der Ruin für alle Beteiligten, aber so kann es eben nicht weitergehen. Ich habe immer gehofft, dass die Jungs nicht so viel mitbekommen, doch haben die Kinder so feine Antennen, dass ich ihnen nicht alles verheimlichen kann. Sie spüren sehr wohl, wie traurig ich bin und machen mir seit einiger Zeit die weltbesten Liebeserklärungen, sagen mir, ich sei so ein lieber und »wunderschöner Engel«. Dadurch fangen sie mich auf, obwohl ich sie niemals darum gebeten hätte. Ich spreche mit Peter, und er stimmt zu. Im Sommer mietet er eine Wohnung an, allerdings zieht er dort niemals ein. Davon erfahre ich erst zu einem späteren Zeitpunkt, als ein Anwalt die offenen Mieten einfordert.

Als wir den Kindern erklären, dass Papa ausziehen wird, gibt es viele Tränen bei jedem von uns. So ein Drama wollte ich meinen Kindern eigentlich ersparen. Ich versuche, viel mit ihnen zu reden, und erkläre ihnen immer wieder, dass sie ihren Papa nicht verlieren und ihn jederzeit sehen können. Sie sollen mir bitte vertrauen, dass es für uns alle die beste Lösung ist, und wenn sie größer seien, werde ich es ihnen genauer erklären. Dieser erste offizielle Auszug hält nicht lange an. Peter zieht nicht in seine Wohnung, sondern zu der anderen Frau. Nach ein paar Wochen findet er es dort wieder unerträglich und will zurück ins Haus. Ich möchte um der Kinder willen aber ein solches Hin und Her vermeiden und sage ihnen, dass Papa eine neue Wohnung sucht und wir ihn nur so lange bei uns wohnen lassen, bis er eine passende gefunden hat. Wir können ihn ja nicht auf der Straße stehen lassen. So gemein sind wir schließlich nicht. Das verstehen die Jungs sehr gut und freuen sich.

Eines Abends meldet sich Anja und fragt mich, ob ich nicht auf ein Getränk rüberkommen möchte. Ein guter Freund von ihr sei da und vielleicht wolle ich ihn ja kennenlernen. Ich gehe durch die offene Stelle im Gartenzaun und stehe im Nu auf Anjas Terrasse. André macht einen sehr sympathischen Eindruck, und er tut mir sehr leid, als er berichtet, dass seine Frau vor wenigen Wochen an Brustkrebs verstorben ist. Wir unterhalten uns recht angenehm, und als ich zurück im Haus bin, geht mir sein Schicksal nicht aus dem Kopf.

In den folgenden Wochen beginne ich, mein Leben wieder in die eigene Hand zu nehmen. Es muss mir gelingen, aus dieser passiven Rolle auszubrechen. Ich spüre, dass meine Gefühlswelt sich eigentlich permanent nur um Trauer, Neid und Eifersucht dreht. Es gibt nicht einen klitzekleinen Moment, in dem ich meine Traurigkeit abschütteln kann. Gehe ich abends ins Bett, schlafe ich mit den zermürbenden Gedanken ein. Wache ich morgens auf, begrüßen sie mich. Sie fressen mich auf, und ich wünschte, ich könnte sie abschalten. Ich komme einfach nicht darüber hinweg, dass das alles geschehen ist. Um meine Gedanken zumindest in eine andere Richtung zu lenken, lese ich das Buch *Die heilende Kraft der Gefühle.* Daniel Goleman hat Gespräche mit dem Dalai Lama über Achtsamkeit, Emotionen und Gesundheit herausgegeben. Ja, in einem gesunden Körper steckt ein gesunder Geist, das glaube ich auch. Dennoch gelingt es mir kaum, mein inneres Gleichgewicht wiederzufinden.

In den Ferien werde ich mit Eric und Leif für eine Woche nach Cuxhaven fahren. Es lässt mich kalt, dass Peter erzählt, er fahre nur mit einem Freund zur Loveparade nach Dortmund, und es nicht stimmt. Ich bleibe ruhig, als er mir berichtet, keinen Schlüssel mehr von ihrer Wohnung zu besitzen, obwohl er ihn in der Tasche trägt. Nur vor der Abreise kann ich es nicht unterlassen, diesen Schlüssel aus seiner Jackentasche in seinen Schuh zu stecken, damit er vielleicht registriert, dass ich es sehr wohl weiß.

Auf der Autobahn bemerke ich recht schnell, dass der Wagen ganz schön schlapp auf der Brust ist. Die erste Kontrollleuchte blinkt auf. Ich fahre den nächsten Rastplatz an und werfe einen Blick in den Motorraum. Ich kann nichts erkennen, zumindest nichts Außergewöhnliches, kein Qualm. Also beschließe ich, die Fahrt fortzusetzen. Es ist Sonntag, und ich besitze leider keine Karte für die gelben Helferengel. Mit Schweißperlen auf der Stirn fahre ich vorsichtig weiter, und wir kommen heil auf drei Töpfen in Cuxhaven an. Wir haben ein nettes kleines Zimmer in einer privaten Pension. Ich habe mir den Luxus gegönnt, auch Frühstück zu buchen. Sechs Tage bekomme ich morgens den Kaffee eingegossen und bin schon darüber glücklich. Wie wunderbar, sich an einen gedeckten Tisch zu setzen. Aber schrecklich niederschmetternd die Diagnose der Autowerkstatt: fünfhundert Euro für die Reparatur. Das liegt mir ziemlich quer im Magen, doch ich wische es beiseite, denn wir wollen diesen Urlaub genießen.

Es ist wieder das Meer, das mir unglaublich viel Kraft spendet. Warum es mich so magisch anzieht und eine so phänomenale Wirkung auf mich hat, weiß ich nicht genau. Vielleicht, weil meine Eltern mit mir früher öfter an der See waren und ich mich mit ihnen dort sorgenfrei und glücklich fühlte? Oder ist es einfach die Kraft der Natur, die mich überwältigt? Wie auch immer, die Tage sind wunderschön, doch fühle ich mich auch ein wenig einsam. Ich verbringe jede Minute mit den Kindern und gehe auch abends mit ihnen schlafen. Sonst spreche ich mit keinem. Damit das Geld reicht, habe ich unser Müsli eingepackt und so überbrücke ich das eine oder andere Abendessen. Einmal gönnen wir uns eine große Pizza, und am letzten Abend gehen wir sogar in ein Restaurant zum Fischessen. Unsere Urlaubstage erinnern mich daran, dass ich lebe. Es tut gut, ein wenig Abstand zu bekommen. Ich lese zu diesem Zeitpunkt Sibylle Knauss' *Ach Elise oder Lieben ist ein einsames Geschäft*, wovon mir das Herz aber auch nicht leichter wird. Meine Sorgen bleiben eben nicht daheim, sie haben sich als blinde Passagiere in den Kofferraum geschmuggelt. So sind die Sonnentage auch überschattet von meinem Kummer. Auf der Rückreise geraten wir in Schwerte in ein schlimmes Unwetter. Die Straßen sind überflutet, der Wind reißt Äste von den Bäumen, und ich bin einfach nur dankbar, trotz dieser bedrohlichen Situation mit den Jungs heil zuhause anzukommen.

Im August setze ich einen langgehegten Traum in die Tat um und lasse mir überschüssige Haut von der Brust wegschneiden. Wahrscheinlich ist mein Ego so angegriffen, dass ich meine Brüste nun viel zu hängend finde. Nach zwei Kindern und monatelangem Stillen ist einfach zu viel Haut übrig geblieben. Einen Fremdkörper wie Silikon kann ich mir für mich überhaupt nicht vorstellen, doch die Hautreduktion erscheint mir unumgänglich. Für diesen Eingriff kündige ich eine ruhende Versicherung von mir. Die Anästhesie kostet um die fünfhundert Euro, die ich zusätzlich zu den OP-Kosten nicht aufbringen kann. Ich spreche mit der Chirurgin, und da der Eingriff nicht zu groß ist, kann er in lokaler Anästhesie stattfinden. Welch ein Glück. Ich muss nur kurz noch zum Gynäkologen und von beiden Brüsten einen Ultraschall anfertigen lassen, damit es keine bösen Überraschungen gibt. Die Sonographie ist unauffällig. Das Schicksal von Andrés Frau vor Augen, und nicht zuletzt zu meiner eigenen Beruhigung, bin ich gern bereit, für diese zusätzliche Arztleistung selbst zu zahlen. Da alles in bester Ordnung ist, bringen mich Anja und Jean-Paul zur Klinik nach Werl. Jetzt bin ich doch ganz schön aufgeregt. Es gibt wirklich angenehmere Dinge als bei Bewusstsein unter einem grünen OP-Tuch zu liegen. Das Zupfen und Ziehen während des Nähens ist eklig, und ich bin froh, als alles beendet ist und ich wieder bei meinen Freunden im Auto sitze. Ein klasse Gefühl, ich habe mal ganz egoistisch an mich gedacht und mir einen riesigen Wunsch erfüllt.

Es ist Spätsommer. Jill zieht mit ihren Söhnen Paul und Max für drei Wochen zu uns, da in ihrer Wohnung Ratten spazieren gehen. Es ist irgendwie eine lustige Zeit mit vier Kindern, doch auch nicht ohne. Es braucht viel Organisation mit nur einem Auto, weil unsere Gäste zur Schule und Arbeitsstelle nach Herdecke müssen. Ich fühle mich wohl, dass meine beste Freundin nun in meinem Ehebett neben mir schläft. Die pure Entspannung, denn ihr muss ich nicht jeden Tag aufs Neue die Grenzen erklären. Mittlerweile kann ich die körperliche Nähe von Peter einfach nicht mehr ertragen. Irgendwie schmerzt jede Berührung. Hatte ich vorher immer um seine Zuneigung und Nähe gekämpft, ist nun alles anders. Jill spricht lange mit Peter und ist fest davon überzeugt, dass er jetzt versteht, warum er mich in Ruhe lassen muss. Er würde mein Recht auf Abstand einsehen und mich nicht mehr als Ehefrau behandeln. Meine Freundin freut sich und begreift nicht, warum ich auf diese Nachricht nur verhalten reagiere. Aber ich kenne meinen Mann nun mal besser. Als der nächste Morgen wie gewohnt abläuft, guckt sie mich ungläubig an: Peter hat wohl wieder vergessen, dass ich nicht küssen mag und seine körperliche Nähe momentan nicht ertrage. Ich kann gar nicht mehr zählen, wie oft ich nach einem Gespräch dachte, jetzt wird sich alles ändern. Einsicht bedeutet bei ihm eben nicht Besserung, und so schauen Jill und ich uns in den folgenden Tagen mehrere Male fast belustigt an, weil bei Peter wieder der alte Trott einkehren will. Zu schade, dass der Besuch abrupt beendet ist, als die beiden Alphatiere Peter und Jill aneinander geraten.

Die Wochen, in denen Peter noch bei uns wohnt, ziehen sich wie Kaugummi. Ich fühle mich wie ein Hamster im Laufrad, stecke in einer für mich unerträglichen Situation fest. Jeder Atemzug fällt schwer und ich sehne mich nach Freiheit. Raus aus allen Zwängen, einfach abhauen. Ich weiß nicht, wie oft ich darüber nachdenke. Peter findet eben keine passende Wohnung. Unterdessen gebe ich mir die größte Mühe, den Alltag durchzustehen und mich ab und an, zumindest mit Kleinigkeiten, abzulenken. Ich treffe mich mit Anja zum Kaffee oder gehe neuerdings auch sehr gerne auf einen herrlich schmeckenden Latte macchiato zu Nathalie, einer anderen Mutter aus der Nachbarschaft. Mit Jill und den anderen Mädels telefoniere ich täglich. Es ist einfach eine Erleichterung, dass ich mit ihnen offen über meine momentane Gefühlslage sprechen kann. Mir ist es nicht peinlich, und ich schäme mich nicht für meine Situation, wenngleich sie wirklich schräg ist.

Der Auszug

Ende Dezember 2008 ist es dann doch so weit und Peter zieht wirklich aus. Er hat eine kleine Wohnung ganz in unserer Nähe gefunden. Es tut trotz allem unbeschreiblich weh, den Mann, den ich so liebe, fortzuschicken. Lange genug habe ich gekämpft und immer gehofft, dass alles wieder wie früher wird. Hätte er einfach nur noch diese unerträgliche Seite gehabt, wäre die endgültige Trennung viel eher gekommen. Doch zwischendurch gab es ja auch noch diese wunderschönen Stunden, die mich in die Zeit vor dem Knall zurückversetzten. Er kann einen tatsächlich verzaubern. Da wir über den schrecklichen Gipfel des Burnouts längst hinweg sind, bin ich nun wieder »wunderhübsch« und rieche und schmecke sehr gut. Ich hatte immer gehofft, nur diesen liebenswerten Peter zurückzubekommen. Noch gestehe ich mir nicht ein, dass ich selbst dann unsere Liebe nicht hätte retten können und dass ich mich nur selbst belügen würde, um ihn nicht zu verlieren. Natürlich habe ich genau registriert, wie schlecht es ihm in diesem Durcheinander geht, und ich habe ihm nie unterstellt, mir absichtlich weh zu tun. Aber jetzt sehne ich mich einfach nach einer Verschnaufpause. Ich will mit den Kindern zur Ruhe kommen und nicht unentwegt mit meinem Schmerz konfrontiert werden.

Wenn ich ehrlich bin, genieße ich es, nun abends die Tür abzuschließen und allein mit den Jungs zu sein. Die Kinder sind natürlich sehr traurig, dass ihr Papa ausziehen muss, doch ich versuche ihnen zu erklären, dass sie mich verstehen werden, wenn sie etwas älter sind. Peter ist unendlich traurig und würde sehr gerne bei uns bleiben. So bin ich plötzlich diejenige, die die Familie zerreißt. Seltsame Dynamik. Ich habe diese Entscheidung aber zum Wohle aller Beteiligten getroffen, und ich bitte die Jungs, mir zu vertrauen. Außerdem können sie ihren Papa jederzeit besuchen, wenn sie wollen. Erstaunlich schnell arrangieren sie sich mit der neuen Lebenssituation.

In den folgenden Monaten rauben mir viele Sorgen meine Kraft. Ich habe unerträgliche Nackenschmerzen und liege nachts oft wach. Meine Probleme kann ich nicht loslassen. Offene Rechnungen besuchen mich in meinen Träumen und klopfen an die Tür. Meine eigenen Bedürfnisse habe ich einmal wieder auf ein Minimum herabgesetzt, und es fühlt sich, auch bei ganz banalen Dingen des Alltags, nach einem schweren Leben an. Ich weiß, dass ich kein Parfüm zum Überleben benötige, aber es frustriert mich trotzdem, mir keines leisten zu können. Einen Rest Sommerparfüm habe ich noch, doch das passt nicht zu Wetter und Gemütslage. Bisher hatte Peter mir meine Düfte geschenkt, und nun ist da ein großes, schwarzes Loch. Die Stromrechnung und die Milch im Kühlschrank sind ja wirklich auch wichtiger.

Im April ertaste ich zufällig einen kleinen Knoten in meiner linken Brust. Sofort wird mir ganz heiß und ich besorge mir einen Arzttermin. Ziemlich nervös betrete ich den Behandlungsraum und kann vor Aufregung kaum atmen, als der Schallkopf auf der Brust steht. Der Gynäkologe gibt Entwarnung, denn der Knoten erscheint ganz glatt umrandet und pechschwarz auf dem Bildschirm, es ist nur eine harmlose Zyste. Erleichtert tanze ich fast vor Glück aus der Praxis. In den nächsten Tagen bemerke ich jedoch, dass ich mich ausgepowert und schlapp fühle.

Schon vor zwei Jahren hatte meine Ärztin mir zu einer Mutter-Kind-Kur geraten, doch hatte ich diesen Rat kategorisch abgelehnt. Vermutlich war ich so pflichtbewusst, dass ich Peter nie und nimmer drei Wochen allein gelassen hätte. Jetzt stehen die Sterne jedoch anders. Ich spüre, dass ich ganz dringend Kraft tanken muss. Mein Körper schreit nach Erholung. Ich bin nervlich so angegriffen, dass ich bei Kleinigkeiten explodiere. Ich schreie die Kinder viel zu oft an. Das gefällt mir ganz und gar nicht. Ich hatte gerade mein ruhiges Wesen so an mir gemocht.

Jetzt klappt es mit der Kur: Anfang September fahre ich mit Eric und Leif nach Rerik an die See. Direkt zu Beginn treffe ich auf eine sympathische Ärztin, die den Kopf schüttelt, als sie meine Angaben vor sich hat. Sie möchte wissen, wer sich um mich kümmert. Diese Frage verstehe ich nicht und frage verwundert nach. Sie erklärt mir, dass ich als Angehörige eines Burnout-Patienten dringend Hilfe gebraucht hätte. Sie spricht sehr lange mit mir und verdeutlicht mir die Ursache meiner Nackenschmerzen. Ich solle mir einen Rucksack vorstellen, den ich auf den Schultern tragen würde.

Da hinein würde ich alle meine Probleme schmeißen, die ich nicht lösen und beheben kann. Irgendwann sei dieser Rucksack dann zu schwer für mich geworden und ich müsse dringend Ballast abwerfen, anderenfalls zwinge mich mein schweres Gepäck in die Knie. Ich solle mich nicht wundern, ganz oft drängten in der Mitte der Kur die problematischen Ereignisse noch einmal ans Licht. Sie nimmt mich herzlich in den Arm und wünscht mir und den Kindern einen erholsamen Aufenthalt.

Ich fühle mich wie in einer anderen Welt. Die Sonne scheint, das Meer rauscht und ich vergesse komplett die schwierige Situation zu Hause. Morgens gibt es Milchkaffee auf Knopfdruck und wir bekommen Essen, ohne dass ich einen Blick auf mein Konto werfen muss. Ich lerne so viele tolle Frauen kennen, wenn es nach mir ginge, könnte dieses wunderbare Leben noch einige Monate andauern. Eric und Leif freunden sich mit Noah an, und ich verstehe mich prächtig mit seiner Mutter Sabine. Was für eine unglaublich starke Frau. Sie imponiert mir ungemein, da sie vor über zehn Jahren Hautkrebs hatte und eine beeindruckende Art hat, damit umzugehen.

Wir verbringen jeden freien Nachmittag am Strand und ich könnte weinen vor Glück. Ich weine dann auch tatsächlich, aber leider nur, weil die Ärztin Recht behalten sollte. Alle Szenen und Bilder der vergangenen Monate stehen mir wieder vor Augen, alles, was ich eigentlich vergessen wollte. Ich merke, dass die räumliche Trennung nicht ausreicht, solange ich nicht mit ganzem Herzen Abschied genommen habe. Ich blicke auf das weite Meer und höre den Wellen zu.

Tränenüberströmt schreibe ich Peter einen Brief. Ich muss endlich den Ballast abwerfen. Ich muss mir endlich eingestehen, dass ich das Erlebte nicht einfach vergessen kann. Ich habe mir daraus immer einen Vorwurf gemacht und das Gefühl gehabt, ich müsse nur stark genug sein. Weil ich seine körperliche Nähe nicht mehr ertragen kann, fühle ich mich als Versagerin. Nein, ich stehe dazu, dass ich es einfach nicht kann. Ich bin auch nur ein Mensch. Ich gebe niemandem die Schuld an unserer Situation, aber trotzdem sind die Dinge geschehen. Ich vermag sie sehr wohl zu verzeihen, aber ich kann sie nicht vergessen. So unendlich leid es mir tut, es führt für mich kein Weg zurück. Vorwürfe mache ich ihm keine, und ich sehe, dass er am allermeisten unter dem Geschehenen leidet. Ich wünsche ihm, dass er sich selbst verzeiht. Ich liebe ihn noch, aber ich liebe ihn, wie ich meinen Bruder liebe. So, jetzt ist es raus. Das Loslassen ist ein harter Kampf. Mutig werfe ich den Brief ein.

Damit ich auch meine Komplexe wegen des durchtrainierten Körpers der anderen Frau nicht vergesse, ist ihre Doppelgängerin in meiner Kur-Gruppe. Während der Step-Aerobic steht sie mit ihrem kleinen durchtrainierten Po direkt vor mir. Auch hier erarbeite ich mir die Erkenntnis, dass es viele schöne Körper gibt und ich mit meinem Körper vollauf zufrieden bin. Mein Po ist breiter und weicher, ja, deswegen bin ich aber noch lange kein schlechterer Mensch. Ich fühle mich unabhängig und frei. Ich entscheide mich für mein Leben! Jetzt möchte ich nur unbeschwert mal wieder lachen können – das wünsche ich mir genauso stark wie Timm Thaler.

Unterdessen wird diese blöde Zyste in meiner Brust immer größer, und wenn ich mich bauchwärts in den Sand lege, schmerzt der Druck sogar. Ein unbehagliches Gefühl überkommt mich bei jeder Berührung mit diesem kleinen Tischtennisball. Ich versuche, mich selbst zu beruhigen, schließlich war ich zur Abklärung beim Arzt. Jetzt ist erst einmal Genießen angesagt. Es sind traumhaft idyllische Tage, Sonne und Meer spenden unglaublich viel Kraft. Die Rückfahrt fällt mir schwer. Ich möchte gar nicht zurück an meine Front, die ich als Einzelkämpferin so viele Monate aufrechterhielt. Den ersten Schock bekomme ich in meinem Wohnzimmer. Dort steht eine andere Couch. Sofort ist das Gefühl der Unabhängigkeit dahin. Ich bin wütend. Peter hat es sehr lieb gemeint, dabei aber einfach über meinen Kopf hinweg gehandelt. Das ist gleich am ersten Tag zu viel für mich. Die Jungs nehmen mir, wie alle anderen auch, meine Reaktion übel, denn diese neue gebrauchte Couch ist viel schöner und größer als unsere uralte. Nach ein paar Tagen kann auch ich mich mit ihr arrangieren. Er hat es wirklich gut gemeint und ich danke ihm.

Mir fällt auf, dass sich meine Körperhaltung verändert hat. Ich gehe irgendwie aufrechter als vorher. Nackenschmerzen habe ich auch nicht mehr. Wie wunderbar. Und ich war in der Stadt und habe mir tatsächlich einen neuen Duft gegönnt. Jeden Morgen sprühe ich einen Hauch Parfüm an meinen Hals, lächle und genieße das Gefühl von Luxus.

Ein ungebetener Gast

2009. Es ist der 21. September 2009, ein Montag, der es in sich hat. Ich habe endlich das Date, auf das ich fast zwei Jahre gewartet habe. Ich bin schrecklich aufgeregt bei dem Gedanken, heute Abend mit meinem *Mr. Big* ein Bier trinken zu gehen. Den ganzen Morgen überlege ich, was ich anziehen soll. Als ich vor dem Spiegel stehe, merke ich, wie ich gerade das typische Frauen-Klischee bediene, und muss lachen.

Vormittags habe ich noch einen kurzen Termin bei meinem Gynäkologen, da mich diese blöde Zyste in der linken Brust doch mächtig stört. Der Arzt setzt den Schallkopf auf. Dann folgen die schlimmsten Schrecksekunden meines Lebens. Mein Gynäkologe wechselt die Farbe, und ich spüre genau, dass etwas ganz Ernstes in der Luft liegt. Ein Blick auf den Monitor verrät auch mir, dass da keine glatt umrandete Zyste erscheint. Ein ungefähr drei Zentimeter großer Tumor guckt mich an. Das Gefühl, das mich in dieser Minute fest umklammert hält, kann ich nicht in Worte fassen. Ich weiß nur: Es geht hier um mein Leben. Mir wird heiß und kalt, meine Knie zittern und mein Puls rast. Der Arzt erklärt mir ganz genau, dass ich jetzt in die radiologische Praxis zur Mammographie muss, mit den Aufnahmen anschließend wieder zu ihm und dann direkt ins Krankenhaus gehen soll. Das Ding muss raus, sofort. Doch ich höre seine Stimme gar nicht mehr. Um mich herum wird alles leise, ich sehe ihn sprechen, aber mein Geist ist woanders. Er will fliehen aus dieser Überforderung, kreist durch den Untersuchungsraum. Nur raus hier. Wo ist der verflixte Ausgang?

Als ich wieder einigermaßen beieinander bin, habe ich nur noch ein Ziel vor Augen: meinen Chef. Ich muss zu meinem Chef. Ich verlasse die Praxis und rufe schnell bei Jill an. Reden kann ich kaum, doch einzelne verweinte Worte bringe ich heraus: Ich – Tumor – Brust. Mehr geht nicht.

Irgendwie schaffe ich es noch, mit dem Auto zum Krankenhaus zu fahren. Ich stehe vor der Sekretärin und stammele genauso wie zuvor. Sie versteht, dass etwas passiert sein muss, und bringt mich zum Chef. »Frau Kleemann, was ist denn los?« In diesem Moment kann ich mich nicht mehr zusammenreißen. Ich weine, zittere und versuche, alles zu erzählen. Mein Chef greift zum Telefon und gibt meiner Kollegin Manuela die Anweisung, dass eine Mammae-MRT, eine Magnetresonanz-Tomographie der Brust, gefahren werden soll. Da die laufende Untersuchung noch eine ganze Weile dauert, gehe ich mit meiner Arbeitskollegin Tanja erst einmal ins Dienstzimmer. Wir trinken einen Schluck Wasser, und ich gebe mir größte Mühe, mich zu beruhigen. Denn wenn ich zittere, verwackeln alle Aufnahmen, und eine Spritze zur Beruhigung will ich nicht haben. Endlich ist es soweit, ich darf mich in Bauchlage auf den Tisch legen. Die folgenden vierzig Minuten kommen mir wie eine halbe Ewigkeit vor, und um die schrecklichen Gedanken und Ängste aus meinem Kopf zu verbannen, bete ich ein Ave Maria nach dem anderen. Meine Arbeitskollegin holt mich aus dem MRT-Gerät und erklärt mir, dass sie noch zusätzlich eine Mammographie machen solle. Gesagt, getan. Dann soll noch mal per Ultraschall geguckt werden. Ich sitze auf der Liege und warte auf die Radiologin. Nebenbei sage ich schnell noch meine langersehnte Verabredung ab. Ich bin traurig, doch ich weiß, dass jetzt nichts wichtiger ist als das hier. Mein Leben hat jetzt höchste Priorität.

Als nun auch die letzte Untersuchung beendet ist, muss Tanja mich selbst darauf hinweisen, dass ich mich wieder anziehen kann. Ich stehe immer noch neben mir, bin völlig von der Rolle. Sie hat sogar bei meiner Freundin Anja angerufen, damit sie mich abholen kommt. Anja und ihre Schwester Claudia nehmen mich auf dem Flur der Radiologie in Empfang. Auf die Frage, wo ich mein Auto geparkt habe, weiß ich keine Antwort. Wir finden den Wagen auf dem Parkplatz und ich fahre als Beifahrerin heim.

Ich habe mithilfe meines Chefs und des Oberarztes beschlossen, abends doch nicht sofort ins Krankenhaus zu gehen, sondern mich in der Klinik in Düsseldorf vorzustellen. Eigentlich müsste ich mit Eric und seinem Schulfreund noch das Musikreferat überarbeiten, aber die Kinder müssen mit der Rohfassung auskommen, denn ich kann mich nicht auf die *Fantastischen Vier* konzentrieren. Meine Eltern kommen abends noch vorbei und ich stehe ziemlich ratlos vor ihnen.

Der nächste Morgen ist bedeutend besser. Über Nacht habe ich mich gefangen. Mein Geist ist wieder eingezogen, Arme und Beine gehören wieder zu mir, genauso der restliche Teil. Diesen Körper werde ich ganz bestimmt nicht kampflos aufgeben. Nach drei Jahren im Ring mit Peter werde ich jetzt doch nicht dem ollen Tumor mein Leben überlassen. Niemals! Was eine Mütze Schlaf so alles bewirken kann. Mit Entschlossenheit und Kraft will ich die nächsten Tage meistern. Ich fahre mit meinen Eltern nach Düsseldorf und lasse für eine Gewebeprobe den Tumor stanzen. Mein Kopf ist zwar klar, Gott sei es gedankt, doch ich zittere am ganzen Körper. Der Oberarzt sitzt mit der großen Biopsienadel neben mir, und ich entschuldige mich fürs Zittern. Er ist sehr routiniert und schafft es trotzdem, die Biopsienadel dreimal in den Tumor zu jagen. Die rechte Brust wird auch gleich mit gestanzt, da dort ebenfalls eine kleine Auffälligkeit zu sehen ist.

Nun kommen noch Verbände über die Brüste und es wird mir gesagt, ich müsse ein paar Tage auf die Ergebnisse warten. Auf dem Rückweg schaue ich noch auf Arbeit vorbei und berichte von meinem Termin in Düsseldorf. Ich frage den netten Oberarzt noch nach ein paar grundlegenden Dingen über Tumore und verabschiede mich dann mit feuchten Augen aus der Abteilung. Bis zum Auto meiner Eltern lasse ich den Tränen freien Lauf, da ich merke, dass die Anspannung einfach abfließen muss.

Vielleicht ist der Tumor gutartig? Er ist so rasend schnell gewachsen, dass es ein Phylloidestumor sein könnte? Die Messungen der Mamma-MRT zeigten auch nicht eindeutig etwas Bösartiges. Zum Glück vergehen die Tage schnell, und mir geht es gut. In Düsseldorf fühle ich mich bestens aufgehoben, ich vertraue dem Arzt dort. Außerdem glaube ich an mich und an meine Stärke. Ich bin zuversichtlich.

Endlich ist es soweit, ich sitze wieder mit meinen Eltern im Wartezimmer. Jetzt fühlen sich die Minuten wie Stunden an. Ich werde aufgerufen, und mit all meinem Mut erhebe ich mich und gehe in das Behandlungszimmer. Der Arzt gibt mir die Hand und sagt, dass er erst einmal eine gute Nachricht für mich habe. Es ist bis jetzt nichts Invasives gefunden worden. Es handelt sich momentan nur um DCIS, eine Krebsvorstufe. Das sei recht ungewöhnlich für einen soliden Tumor dieser Größenordnung, aber so laute das Ergebnis des Pathologen. Bleibt es bei diesem Ergebnis, würde eine anschließende Strahlentherapie vermutlich reichen, doch endgültige Klarheit gebe die histologische Untersuchung des entfernten Tumors nach der Operation. Er erklärt mir die OP und fragt mich, wann ich die Operation wünsche. Ich gebe zu verstehen, dass ich das Ding am liebsten sofort aus meiner Brust hätte. Er legt einen Termin fest. Es wird der Tag nach Leifs sechstem Geburtstag sein.

Für den Krankenhausaufenthalt kaufe ich mir noch zwei knöpfbare Oberteile und leihe einen kleinen Trolley aus. Einen wunderschönen Schlafanzug bekomme ich von Anja, Claudia und ihrer Mama geschenkt, mit dem Hinweis, dass man ja nie wisse, wem man begegne.

Den Kindern sage ich noch nichts Konkretes. Ich möchte sie nicht unnötig beunruhigen, während ich im Krankenhaus liege und meine Schwiegereltern sich um sie kümmern. Ich erkläre ihnen nur, dass ich eine Entzündung in der Brust habe und diese entzündete harte Stelle herausoperiert werden muss.

Am 30. September feiern wir Leifs Geburtstag. Während des Kaffeetrinkens muss ich öfter auf meinen gepackten Trolley gucken. Ich freue mich unendlich, dass der Tumor bald rauskommt. Ich will ihn nicht länger beherbergen! Am nächsten Morgen holen mich meine Eltern ab und wir fahren ins Krankenhaus nach Düsseldorf. Ich verspüre Freude und Angst zugleich. Als wir in einem Dreibettzimmer ankommen, erklärt mir eine freundliche Schwester den weiteren Tagesablauf. Währenddessen muss ich immer zu meiner Mutter gucken, der unentwegt Tränen die Wangen herunterlaufen. Ich schicke meine Eltern nach Hause und konzentriere mich nun völlig auf die folgenden Untersuchungen. Als ich den Aufklärungszettel über die Sentinel-Lymphknoten lese, wird mir doch etwas anders zumute. Ich kenne die Bedeutung der Lymphknoten nur zu gut aus meiner Ausbildung und meinem Beruf. Nur jetzt sitze ich auf der anderen Seite. Jetzt bin ich Patient. Zähne zusammenbeißen, da muss ich durch. Ich betrete die nuklearmedizinische Abteilung und lasse mir zur Vorbereitung auf die OP ein paar Nadelstiche rund um den Warzenvorhof setzen. Ist gar nicht so schlimm, wie ich dachte. Das ist notwendig, um den genauen Ort der Lymphknoten für den Operateur zu kennzeichnen. Bis ich für diese Aufnahmen, auf denen die Lymphknoten markiert sind, unter die Gamma-Kamera kann, darf ich zurück aufs Zimmer.

Dann soll ich zur Anästhesie-Aufklärung gehen. Die Wartezeit vor dem Zimmer nutze ich, um gründlich meine Krankenakte zu durchstöbern. Nach dem Gespräch stelle ich mich eine kleine Weile an die frische Luft. Meine Gefühle kann ich schwer einsortieren. Jetzt stehe ich doch sehr alleine hier, vor diesem großen Tag. Ach, würde doch auch jemand meine Hand halten wie der Freund meiner Bettgenossin. Die Kinder vermisse ich sehr, denn sie sind mir ein großer Halt und geben mir Energie. Sie sind noch so klein, und ich denke nicht im Traum daran, sie allein zu lassen. Diese Geschichte muss einfach ein Happy End haben. Etwas anderes werde ich gar nicht akzeptieren. Ich will und werde leben!

Am Nachmittag werde ich mit den anderen neu angekommenen Frauen mit einem Shuttle-Service in das andere Krankenhaus gebracht. Hier zeichnet die Operateurin die genaue Schnittführung auf und bespricht das weitere Vorgehen. Abends im Bett kühle ich diesen ollen heißen Tumor mit meinem großen Rosenquarz. Der zieht die ganze heiße Energie heraus und ich kann beruhigt einschlafen.

Ich bin ein Glückspilz und stehe als erste auf dem OP-Plan. Wir sollen frisch geduscht in den OP, und so klingelt mein Wecker um sechs Uhr morgens, damit meine langen Haare annähernd trocken sind um halb acht. Meine Angst verschwindet fast komplett hinter der riesigen Freude, dieses olle Ding endlich loszuwerden.

Ich bekomme ein Beruhigungsmittel und bin relativ schnell ausgeknockt. Nicht einmal meine Haare bekomme ich noch unter die OP-Haube gesteckt, so dass die Schwester mir helfen muss. Im OP begrüße ich noch kurz die Operateurin, und die letzten Worte, die ich vernehme, sind: »Hier, mit Schnellschnitt.«

Ich mache die Augen auf und sehe Jill an meinem Bett sitzen. Sie hält meine Hand, eine Träne läuft ihr über die Wange. Sie soll sich keine Sorgen machen, mir geht es blendend. Ich fühle mich befreit. Jill stellt mir eine märchenhafte Klappkarte mit rosa Glitzerzauber auf mein Nachttischchen. Viele liebe Bekannte aus Herdecke haben mir auf der Karte ihre Genesungswünsche geschrieben, ich bin ganz gerührt. Auch bin ich sehr stolz auf meine Freundin, die sich extra einen Leihwagen besorgt hat, um da zu sein, wenn ich aufwache.

Am Abend kommen die Nachwirkungen der Narkose und ich breche acht bis neunmal in diese Pappschalen. Nichts Dramatisches, ich lasse es einfach geschehen. Mir ist, als hätte man während der OP meinen Reset-Knopf gedrückt und einen Programm-Neustart in Gang gesetzt. Es fühlt sich gut an. Ich bin bloß sehr ungeduldig zu erfahren, wie viel von meiner Brust noch übrig ist. Laut den Einzeichnungen dürfte ein ganzer Quadrant fehlen. Vielleicht ist sie auch ganz ab? Wer weiß, was der Schnellschnitt hergab? Ich muss einfach nachgucken. Vorsichtig hebe ich den Verband an und blicke auf einen ungefähr fünf Zentimeter langen Winkelhaken. Das ist alles? Für den Anfang bin ich beruhigt. Beim ersten Verbandswechsel werde ich ja mehr sehen.

Am nächsten Morgen werde ich auf ein anderes Zimmer verlegt. Ich lerne Helga kennen. Sie hat bereits eine Chemotherapie hinter sich. Ich hänge an ihren Lippen. Ihre Erfahrungen interessieren mich enorm. Sie hat auch eine angenehme Art zu erzählen. Meine Eltern finden Helga ebenfalls sehr sympathisch, und wir haben eine Menge Spaß auf dem

Zimmer. Als die Nachtschwester abends mit ihrer Runde fertig ist, verschwinden Helga und ich im Bad. Wir beide, jede mit nur einem einsatzbereiten Arm, waschen meine fünfzig Zentimeter langen Haare. Es ist nämlich sehr wichtig, sich auch auf dem Kopf wohl zu fühlen Ein kleines Styling-Programm streichelt hin und wieder die Seele. Ich habe mein Lieblingsbuch *Gedankenvibrationen* von William Walker Atkinson mitgenommen und genieße die Ruhe und Zeit zum Lesen. Obgleich das Buch von 1906 und damit schon etwas älter ist, so ist dieses Werk der Neugeist-Bewegung genau das richtige für meine Gefühlswelt. Mut und Zuversicht spüre ich tief in mir, und Atkinsons Ausführungen hierüber lese ich leidenschaftlich gerne.

Eine etwas ältere Krankenschwester möchte wissen, wer die beiden Kinder auf dem Foto auf meinem Nachtschränkchen sind. Na, meine beiden Sonnenscheine natürlich, meine Söhne. Ungläubig fragt sie mich nach meinem Alter und meint dann, dass ich viel jünger aussehe. So ein Kompliment gefällt mir natürlich sehr. Zwei Tage später treffe ich diese Krankenschwester erneut auf dem Flur und sie meint, ich solle mir keine Gedanken wegen der Histologieergebnisse machen. Ich sehe so strahlend aus, dass ich bestimmt nichts Böses habe. Meine beiden Bettnachbarinnen kichern und bemerken: »Na, sie kann dich aber auffällig gut leiden!«

Obwohl ich einige Kilometer entfernt von zu Hause im Krankenhaus liege, bekomme ich viel Besuch. Meine Eltern kommen jeden zweiten Tag und an den anderen Tagen besuchen mich meine Freunde. Auch André fährt zu mir nach

Düsseldorf und bringt mir das neue Buch *Wer bin ich und wenn ja, wie viele?* von Richard David Precht mit. Da hat er einen goldenen Griff getan, denn dieses Buch stand ganz oben auf meiner Wunschliste. Irgendwie ist es mir fast peinlich, dass ich mich mit ihm so offen über mein Befinden unterhalte, da doch seine Frau letztes Jahr an Brustkrebs starb. Jetzt wird er wieder mit diesem Thema konfrontiert, das hätte ich ihm gerne erspart. André ist aber ein ganz hervorragender Gesprächspartner für mich, da er mit der Materie sehr vertraut ist und viel Einfühlungsvermögen besitzt. Nathalie stattet mir ebenfalls einen Besuch ab und bringt mir einen kleinen braunen Teddybären mit, damit ich nicht so allein bin. Wie ein Kind freue ich mich über meinen neuen Gefährten. Auch mein Patenonkel stattet mir einen Krankenbesuch ab und schenkt mir eine richtig tolle Rilke-Ausgabe. Freudestrahlend nehme ich das großzügige Geschenk entgegen. Ach, ich liebe Rilke. Ich bin überglücklich, wie viele an mich denken.

Endlich ist es Donnerstag, ich darf nach Hause. Ich habe noch ein Abschlussgespräch in dem anderen Krankenhaus, und so bestelle ich meine Eltern dorthin. Ungeduldig sitze ich im Wartezimmer und möchte endlich wissen, welche Art Zellen so anarchistisch in meiner Brust gewachsen sind. Die Ärztin gibt mir die Hand und beginnt, mir als erstes die gute Nachricht zu übermitteln, dass meine drei entnommenen Wächterlymphknoten frei waren. Doch anders als bei der Biopsie ist bei der histologischen Untersuchung des Tumors ein invasiver Anteil gefunden worden. Ich solle mich übers Wochenende schon mal darauf einstellen, dass mir am Montag bei der Tumorkonferenz eine Chemotherapie vorgeschlagen werde. Eine tonnenschwere Lawine stürzt plötzlich auf mich nieder. Wie in Trance verlasse ich das Zimmer, hole meine Jacke und gehe nach draußen. Im gleichen Augenblick sehe ich meine Eltern auf mich zukommen. Ich zittere und weine, mein Papa nimmt mich in den Arm. Er hält mich fest und ich sage immer wieder: »Ich habe Krebs. Ich habe Krebs.« Damit habe ich nicht gerechnet. Ich fühlte mich doch so gesund und befreit.

Wir fahren nach Hause. Während der Fahrt kann ich keinen klaren Gedanken fassen. Mein Leben wird sich nun völlig ändern. Da gibt es keinen Ausweg. Zu Hause treffe ich auf Peter, der mit den Jungs zum Sport will. Seinen kalten Blick ertrage ich jetzt nicht. Meine Mutter möchte, dass ich mich unten bei meinen Schwiegereltern wenigstens zurückmelde. Doch ich mag jetzt nicht mehr. Es ist mir egal, was sich gehört, ich gehe in mein Bett und ziehe mir meine Decke über den Kopf. Ich möchte nichts mehr hören und sehen. Ausgerechnet an diesem Abend gerate ich noch mit Peter aneinander. Ich muss passen und ihn um eine Vertagung der Diskussion bitten. Kann er jetzt nicht Rücksicht nehmen? Gerade habe ich schon einen Tiefschlag einstecken müssen: die Diagnose Krebs.

Ein neuer Tag, ein neuer Morgen. Faszinierend, wie verändert sich die Dinge nach ein paar Stunden Schlaf anfühlen.

Ich bin vollgeladen mit Energie, spüre eine Urkraft in meinem tiefsten Innern. Stundenlang sitze ich am PC und recherchiere über Brustkrebs. Ich werde erneut in den Boxring steigen. Warm bin ich noch, und ich denke nicht im Traum daran, aufzugeben. Der Krebs wird mich schon kennenlernen! Ich bin bereit für die nächste Runde, bereit, um mein kostbares Leben zu kämpfen. Ich werde mich wehren!

Am nächsten Montag fahren wir zur Tumorkonferenz nach Düsseldorf. Das erste Mal gehe ich nicht allein in das Zimmer. Meine Mutter begleitet mich, und wir sitzen mit den jeweiligen Fachärzten an einem runden Tisch. Ich konzentriere mich, damit ich auch ja kein Wort verpasse. Ich soll also eine TC-Chemotherapie bekommen. Das sind die Medikamente Taxotere und Cyclophosphamid, auf die Antrazykline wird verzichtet. Der Fish-Test, der feststellen soll, ob die Zellrezeptoren des Tumors für das Medikament Herceptin empfänglich sind, ist noch nicht fertig, und so steht noch nicht fest, ob diese Antikörpertherapie in Frage kommt. Antihormontherapie entfällt, da der olle Tumor nicht auf Hormone reagiert. Danach steht noch eine Strahlentherapie mit sechsunddreißig Bestrahlungen auf dem Plan. Da mir mein Herz vor lauter Aufregung bis zum Hals schlägt, nehme ich meinen Zettel mit den notierten Fragen. Ich bekomme alle meine Fragen beantwortet und fühle mich nun gewappnet für meinen Weg. Meine Sorge, wie ich mit den Kindern umgehen soll, legt sich auch, als eine Ärztin mir erklärt, dass Kinder immer am besten mit der Wahrheit umgehen können. Zwar muss es ihrem Alter entsprechend vermittelt werden, doch so fühlen sich die Kinder sicherer. Würde ich es verheimlichen, würden die Kinder spüren, dass etwas nicht in Ordnung ist, und wenn ich ihnen dann eine heile Welt vorgaukle, wären sie zutiefst verunsichert, wenn ihr Gefühl und meine Aussage nicht übereinstimmen.

Nach der Konferenz habe ich Gelegenheit, mir die Räumlichkeiten, in denen die Patienten ihre Chemotherapie bekommen, anzugucken. Eine Schwester nimmt mich in Empfang und erklärt mir in aller Ruhe und Freundlichkeit, welche Dinge ich unbedingt noch vor der ersten Chemo erledigen muss. Einen Port benötige ich, d. h. einen fest eingerichteten Zugang, über den ich in den kommenden Wochen die Infusionen mit den Medikamenten erhalten werde, diverse Untersuchungen wie ein Echokardiogramm, eine Thoraxaufnahme, eine Lebersonographie und ein Knochenszintigramm. Und eine Perücke. Bei dieser Art Chemotherapie werden meine Haare ab dem vierzehnten Tag ausfallen, und vielleicht ist es psychologisch sinnvoll, meine Haare im Vorfeld wie die Perücke schneiden zu lassen. Aufmerksam verfolge ich die Worte der Schwester. Mit einem prall gefüllten Umschlag mit Überweisungen und Formularen für die Krankenkasse verlasse ich den Besprechungsraum. Vor allem aber halte ich den ersten Termin meiner Chemo fest in den Händen: 4. November 2009.

Gleich am nächsten Tag mache ich mich daran, meine Liste abzuarbeiten und mir die Termine für die Untersuchungen zu besorgen. Der sympathische Oberarzt aus meiner Abteilung ist mir bei der Terminierung extrem behilflich. Er leiht mir auch öfter ein Ohr für die eine oder andere Frage, wofür ich außerordentlich dankbar bin. Auch die Lebersonographie nimmt er persönlich in die Hand. Ich fühle mich bei ihm gut aufgehoben, da ich weiß, dass er ehrlich zu mir ist. In den folgenden Tagen ziehe ich meine Siebenmeilenstiefel an und freue mich über jeden erledigten Schritt.

An einem Nachmittag bitte ich die Kinder zu mir ins Wohnzimmer und sage ihnen, dass ich etwas Wichtiges mit ihnen zu besprechen habe. Ich erkläre ihnen, dass die Zellen, die aus meiner Brust operiert wurden, ziemlich krank waren und sich nicht mehr an ihren Bauplan gehalten haben. Damit sich in meinem Körper keine dieser kranken Zellen versteckt hält, muss ich eine ziemlich starke Medizin bekommen. Diese Medizin nennt sich Chemotherapie und hat ein paar Nebenwirkungen. Ich beobachte aufmerksam die Gesichter der Jungs, die mir wunderbar interessiert und ruhig zuhören. Ich erzähle ihnen weiter, dass ich durch diese Medizin meine Haare verlieren werde. Bei diesen Worten laufen Leif die ersten Tränen die Wangen herunter. Ich tröste ihn und erkläre, dass das überhaupt nichts Schlimmes sei. Bei genauerem Nachfragen, warum er deswegen traurig ist, sagt er, dass er Angst habe, seine Freunde würden mich auslachen. Ich beruhige den kleinen Mann und sage, dass es bestimmt ganz cool aussieht und diverse Rocksängerinnen sich freiwillig eine Glatze schneiden lassen. Zufrieden nickt er.

Jetzt möchte Eric aber genauere Auskünfte von mir bekommen. »Wieso fallen denn bei dieser Chemotherapie die Haare aus?« Ich antworte ihm, dass diese bösen Zellen sich ziemlich schnell teilen und dass diese Medikamente genau dort ansetzen. Leider teilen sich dann auch einige gute Körperzellen recht schnell, wie zum Beispiel Haut- und Haarzellen, so dass diese kurzfristig auch bekämpft werden. Ich erkläre den beiden noch, wie dankbar ich bin, dass es diese Medizin gibt und dass die Haare ja auch wieder nachwachsen werden. Die Medikamente bekomme ich sechsmal durch einen Port, der mir in die Haut eingepflanzt wird, und sicherlich werde ich des Öfteren mal schlapp auf dem Sofa liegen. Es wird einige Wochen dauern, in denen ich nicht ganz fit sein werde, doch es gibt keinen Grund zur Beunruhigung. Ich werde diese Zeit meistern.

Zwei Tage später ruft mich Heike, eine liebe Bekannte aus Boele, an. Ich habe lange nichts von ihr gehört, und als sie mir ihre Hilfe anbietet, freue ich mich riesig. Im Laufe des Gesprächs fragt sie nach der Situation mit den Kindern. Stolz berichte ich ihr, dass ich den beiden Jungs bereits die Chemotherapie kindgerecht erklärt habe. Doch schnell wird mir deutlich, dass ich das böse Wort Krebs gar nicht in den Mund genommen habe. Doch genau vor diesem Wort sollte ich ihnen die Angst nehmen. Wie schnell passiert es, dass sie die Unterhaltungen Bekannter, Freunde oder Nachbarn einfach mit anhören und sich dann vielleicht erschrecken und unausgesprochene Sorgen sie quälen. Also gut, ich muss ihnen noch eine Erklärung nachliefern. Während der Vorbereitung fürs Abendessen frage ich die beiden ganz beiläufig, was sie antworten, wenn jemand fragt, welche Krankheit ich habe. Großes Schweigen, wie ich es mir schon dachte. Ich sage ihnen, dass man diese Zellen, die nicht mehr ordentlich arbeiten, auch Krebs nennt. Es gibt aber ganz verschiedene Arten von Krebs, und diese Diagnose bedeutet nicht zwingend Tod. Krebs ist sehr oft heilbar. Ich nenne ihnen die bekannten Beispiele wie Kylie Minogue oder Anastacia, die wieder auf der Bühne stehen und singen. Und ich gebe ihnen mein Versprechen, dass ich alles mir Mögliche unternehmen werde, um lange zu leben. Schließlich möchte ich auch noch ihre Kinder auf dem Arm halten.

Eric möchte mich unbedingt zur Perückenauswahl begleiten. Wir treffen uns mit Jill im Friseurladen und ich probiere die unterschiedlichsten Perücken. Kurz und blond, lang und braun, alles ist dabei. Ein Pagenschnitt in meiner echten Haarfarbe überzeugt mich am meisten und auch meine beiden Berater nicken zufrieden. Die Perücke muss nun noch in meiner Größe bestellt werden, dann kann ich sie in einer Woche abholen.

Am nächsten Tag steht das Knochenszintigramm auf dem Plan. Im Wartezimmer des Nuklearmediziners lese ich mein neues Buch *Krebszellen mögen keine Himbeeren* von Richard Beliveau und Denis Gingras. Die Wartezeit bei einem Knochenszintigramm beträgt ein paar Stunden, bis sich das radioaktive Technetium, das bei dieser Untersuchung mögliche

Knochenmetastasen sichtbar machen soll, an den Knochen angelagert hat. Derweilen studiere ich mein Buch und tauche noch einmal zum Ursprung der Zelle ab. In meiner Ausbildung zur medizinisch-technischen Radiologie-Assistentin lernte ich im Prüfungsfach Strahlentherapie natürlich bereits die Grundlagen der Krankheit Krebs, doch kann eine kleine Auffrischung nicht schaden. Als es richtig spannend wird und ich gerade über die sekundären Pflanzenstoffe, die Antioxidantien, und die Angiogenese, die für den Tumor so wichtige Blutgefäßbildung, lese, muss ich jedoch leider das Buch zuschlagen, denn meine Untersuchung kann beginnen. Jetzt spüre ich auch meine Aufregung und die Furcht, dass etwas an den Knochen entdeckt wird. Den Ablauf kenne ich bereits aus meiner Ausbildung, und als die MTAs leise tuscheln und mir erklären, sie müssten eine vergrößerte zusätzliche Aufnahme machen, stehen mir vor Angst dicke Schweißperlen auf der Stirn. Glücklicherweise kommt gerade der Nuklearmediziner und erklärt mit einem Blick auf die bisherigen Aufnahmen, dass weitere Bilder nicht nötig sind. Alles ist in bester Ordnung. Der gute Mann kam genau zur rechten Zeit.

Schwindelküsse

Es sind nicht mehr viele Tage bis zu meiner ersten Chemo, und mich lässt einfach dieses Gefühl nicht los, dass ich vorher noch etwas Schönes erleben will. Ich möchte so gerne noch einmal küssen. Einfach dieses tolle Gefühl spüren und abspeichern. Anja ist gerade mit Claudia im Urlaub, und so bitte ich Jean-Paul auf ein Gespräch zu mir. Als ich ihm erkläre, dass ich in einer Notsituation sei, da ich unbedingt jemanden küssen möchte, aber keinen Mann dafür habe, muss er ziemlich lachen. Das sollte doch wohl kein Problem sein, einen zu finden, meint er. Ja, aber wie denn? Über *stayfriends* hätte ich doch zum Beispiel die Möglichkeit einer Kontaktaufnahme zu meinem *Mr. Big*. Abends genehmige ich mir ein Glas guten Rotwein und verbringe Stunden vor meinem Rechner. Eine E-Mail schicke ich jedoch nicht los, dafür bin ich zu feige. Aber nach einer schlaflosen Nacht und mit Jean-Pauls Worten im Ohr, ich hätte schließlich nichts zu verlieren, schicke ich dann doch meine ehrliche Anfrage ab. Eigentlich ist mir diese Angelegenheit ziemlich peinlich, aber ich bekomme eine sehr nette Antwort. Das geplatzte Treffen wollen wir nachholen, jedoch wohl ohne Küssen. Ist auch gut, darauf freue ich mich ebenso.

An einem Donnerstagabend öffne ich mit Kribbeln im Bauch die Tür. Da steht der Mann mit den tollen Augen vor mir. Mein Herz und meine Knie werden weich. Wir fahren an diesem Abend in eine Bar nach Iserlohn. Wir kennen uns nicht und sprechen dennoch pausenlos vier Stunden miteinander. Wie wohltuend unser Gespräch ist, oft kann ich aus reiner Herzenslust lachen.

Es ist schnell fast Mitternacht geworden, ein wunderschöner Abend ist zu Ende. Mr. Big kommt überraschend auch noch mit in meine Wohnung. Er ist mir bei einigen Fragen wegen eines Wohngeldantrags behilflich, und dann passiert es doch noch: Ich darf küssen. Es ist unbeschreiblich intensiv. Ich küsse, als wären es meine letzten Küsse. Richtige Schwindelküsse. Ich bin unendlich dankbar für den Zauber des Abends, und will mich jedes Mal in den kommenden Monaten, wenn es mir nicht so gut geht, an dieses Hochgefühl erinnern.

Wie jedes Jahr findet Ende Oktober in Düsseldorf ein großer Brustkrebs-Kongress statt und ich freue mich riesig, dorthin fahren zu können. Mit Helga habe ich mich vorm Eingang verabredet. Ich erfahre viel Wissenswertes in den verschiedenen Vorträgen, aber auch in den Pausen von Helga und ihrer Bekannten. Ich wünschte, ich wäre auch so weit wie die beiden, die ihre Chemo schon hinter sich haben. Jeder einzelne Vortrag fasziniert mich auf seine Weise. Die Bedeutung von Sport hätte ich gar nicht so hoch eingeschätzt – also, Anna, unbedingt Sport treiben. Ich bin sehr neugierig und möchte alles über diese Krankheit erfahren. Wissen ist Macht. Jeder hat seine Schwachstellen, auch der olle Krebs.

Bei dem Vortrag *Krankheit als Weg* bekomme ich eine Gänsehaut und mir steigen die Tränen in die Augen. Ich habe mich nicht getraut, meinen Freunden, die so viel Mitgefühl zeigen, von meinen positiven Erfahrungen durch die Krankheit zu berichten. Aber der Vortrag spricht mir aus der Seele. Paradox, aber die Krebs-Diagnose hat mich tatsächlich auf mein Leben aufmerksam gemacht. Ich spüre mich endlich wieder. Ich bin zurück im Leben, habe mich selbst wieder gefunden, mich mit mir selbst versöhnt. Zudem hatten sich vor der Diagnose viele Freunde zurückgezogen, da sie mit der Situation in unserer Ehe nicht umzugehen wussten. Jetzt sind alle wieder da. So viele liebe Briefe habe ich erhalten, unendlich freundliche Worte habe ich gehört, so viel Anteilnahme gespürt. Einfach überwältigend und wohltuend für meine Seele. Schlimme Krankheiten bringen als letzte Konsequenz irgendwann den Tod, sie lassen aber eine Heilung auf einer weitaus höheren Ebene zu.

Auf der Heimfahrt ist mein Kopf übervoll mit den Eindrücken des Tages und meinen Gedanken. Heute war ein Wendepunkt in meinem Leben.

In der Nacht kann ich kaum Schlaf finden, am nächsten Morgen steht der OP-Termin für meinen Port an. Ohne Beruhigungsmittel, nur in lokaler Anästhesie, lasse ich mir die anderthalb Zentimeter dicke Andockstelle implantieren. Das ist doch ganz schön unangenehm, und ich bin heilfroh, als der Eingriff beendet ist. Auf beduselnde Medikamente verzichte ich, da ich mit meinen Eltern anschließend noch nach Düsseldorf fahren muss. Die letzten Ergebnisse des Fish-Tests sind nun da. Ebenfalls negativ, wie schon vermutet. Mein »Triple negativer« Tumor reagiert auf keine Antikörpertherapie; also bekomme ich kein Herceptin. In sämtlichen Internetforen ist diese Subgruppe des Brustkrebses das am meisten Angst einflößende Gespenst. Mir egal, sage ich mir, ich werde es in die Flucht schlagen. Jetzt habe ich das Zepter für mein Leben wieder in der Hand, ich dulde keine anarchistische Revolte von einzelnen Zellen mehr.

Auf der Rückfahrt werde ich langsam unleidlich, da die Betäubung nachlässt. Meine Schulter schmerzt, und ich bin nach dem anstrengenden Tag müde. Zu Hause angekommen, habe ich eigentlich nur noch die Schmerztropfen und mein Sofa im Sinn. Eric hat jedoch seine Deutsch-Hausaufgaben nicht ohne mich machen können, und so gebe ich, auf dem Sofa liegend, noch kurze Anweisungen zur Grammatik, während meine Eltern und Schwiegereltern daneben sitzen. Eric ist leider viel zu hibbelig, um meine Worte aufzunehmen. Er kann nicht eine Sekunde still sitzen, und als mein Papa mein entnervtes Gesicht sieht, setzt er sich mit dem Kind an den Schreibtisch. Ich danke ihm still.

Die folgende Nacht verläuft nicht nach meinen Vorstellungen. Auf der linken Seite kann ich wegen der operierten Brust nicht liegen und die rechte Seite ist dank des schmerzenden Portes nun auch tabu. Und diese blöde Rückenlage lässt mich nicht in den Schlaf finden. Am nächsten Morgen komme ich erst gar nicht aus meinem Bett, da meine komplette rechte Seite schmerzt und mich in die Matratze zurückdrückt. Komm schon, Anna, wer wird sich denn da so anstellen! Aufstehen, die

Jungs müssen pünktlich aus dem Haus. Na also, klappt doch. Ich will nur schnell etwas frühstücken, um ein paar Tropfen gegen die Schmerzen nehmen zu können. Helga hatte ja auch berichtet, dass die ersten zwei Tage wirklich unangenehm sind, aber dann geht es aufwärts. Die folgende Nacht verläuft auch gleich viel besser mit einer größeren Portion Schlaf. Nur der blöde BH-Träger stört mich am Tag. Der sitzt genau über der frisch vernähten Narbe. Naja, elastische Hemdchen sind eh viel bequemer, dann bleibt der BH eben im Schrank liegen.

Um meinem Geist genügend Aufmerksamkeit zu schenken, meditiere ich zwischendurch. Ich lege Ruhephasen ein und genieße die Entspannung. Eine Lichtmeditation spreche ich mir auf mein Handy und gönne mir fast täglich eine kleine Auszeit mit hell leuchtender Kerze. Mal höre ich meine Hans Grünn-Kassette *Einfach zuhören und die innere Heilkraft wecken*, mal lausche ich meiner selbst gesprochenen Meditation. Sätze wie »Der Kopf öffnet die Tür« oder »Die Krankheit wird im Kopf besiegt« haben längst mein Leben geprägt. Während ich auf dem Sofa ausruhe, klingelt es. Eric springt die Treppen herunter und öffnet die Tür. Ich höre, wie er Nathalie nach einem kurzen und schnellen »Hallo« sofort berichtet, dass Mama jetzt einen Port implantiert hat. Die Gute meldet sich aus den Ferien zurück und wird direkt auf den neuesten Stand der Dinge gebracht. Ich schmunzle, da es mich an eine Situation vor ein paar Jahren im Bus erinnert. Ich war mit Leif gerade in der vierzehnten Schwangerschaftswoche, aber Eric konnte nicht an sich halten und musste diese aufregende Neuigkeit selbst den fremden Damen im Bus erzählen.

Am nächsten Tag gehe ich mit Eric zum ersten Kommunionstreffen in die Kirche. Erics neue Klassenkameradin möchte wissen, wer ich bin, und als Eric antwortet, dass ich seine Mutter sei, zeigt sie große Verwunderung. Ich hätte so schöne lange Haare und sei so umwerfend hübsch. Jetzt wird es Eric langsam peinlich und er sucht den nächstmöglichen männlichen Gesprächspartner, doch ich fühle mich sehr geschmeichelt. Nur frage ich mich, was dieses Mädchen wohl in ein paar Wochen zu Erics Mutter mit Glatze sagen wird.

Am nächsten Tag gehe ich zum Friseur und lasse mir meine langen Haare abschneiden. Die Friseurin geht sehr behutsam mit mir um. Sie bindet meine langen Haare zu einem Zopf und schneidet anschließend kurz oberhalb des Gummis die lange Mähne ab. Gott sei Dank läuft mir nicht eine Träne die Wange herunter. Zur moralischen Unterstützung ist Jill mit zum Friseur gekommen. Ich bin gefasst und finde den neuen Schnitt gelungen. So einen Pagenschnitt hätte ich sonst kaum gewagt. Ich weiß gar nicht, wann ich das letzte Mal bei einem Friseur war. Dafür hatte ich eigentlich nie Geld. Und auch heute bin ich nur dank eines unerwarteten Geschenks hier und kann mir ganz entspannt einen schönen, kürzeren Haarschnitt machen lassen. Eine Frau aus dem Dorf hatte mir einen unglaublich lieben Brief geschrieben und etwas Geld hineingesteckt. Ich solle mir etwas Schönes gönnen. Sie möchte mir so gerne eine Freude bereiten und kenne mich zu wenig, als dass sie mir etwas Passendes aussuchen könne. Das bedeutet mir unendlich viel, denn genau das kann ich so selten tun. Dank dieser großherzigen Hilfsbereitschaft bin ich in der Lage, mir ein neues Oberteil zu leisten und meinen Gang zum Friseur zu bezahlen, ganz ohne schlechtes Gewissen und Bauchschmerzen. Stolz laufe ich nun mit meinem neuen Outfit, meinem Zopf in der Tasche und Jill an meiner Seite durch Herdecke. Wir genehmigen uns einen leckeren Latte macchiato und ich fühle mich einfach gut.

Es ist der 4. November 2009 und ich sitze mit meinen Eltern im Auto auf dem Weg zu meiner ersten Chemotherapie. Sechs Zyklen bekomme ich im Abstand von drei Wochen. Merkwürdigerweise freue ich mich, dass es endlich losgeht. Mein Magen meldet aber auch Aufregung. Wie wird mein Körper reagieren? Mir ist mulmig zumute, aber ich bin glücklich, den ersten Schritt meines Weges zu gehen. Meine Eltern liefern mich in der unteren Etage der Klinik ab. Ich bin die erste und darf mir einen bequemen grauen Stuhl aussuchen. Als allererstes packe ich das Foto der Jungs im Strandkorb aus und lege es auf mein kleines Tischchen. Jetzt bin ich bereit, es kann losgehen. Die Schwester guckt sich meinen Port an. Er liegt sehr gut sichtbar unter der Haut und ich bin beruhigt, denn den könnte selbst ich punktieren. Innerhalb von Minuten läuft die erste Infusion mit vielen Schutzmedikamenten ein. Nun trudeln nach und nach auch die anderen Patientinnen ein. Einen Quotenmann haben wir heute auch in der Runde. Mir gefiel die Idee von Helga, ein Chemotagebuch zu führen. Also hole ich meine kleine Kladde heraus und beginne zu schreiben:

1. Chemo: Ich sitze in einem bequemen grauen Stuhl und der erste Flachmann mit Cortison und vielen Schutzmedika-

menten läuft ein. Groß ist mein Mut und meine Zuversicht, doch bin ich auch nervös und neugierig, wie mein Körper reagieren wird …

Die erste Infusion Taxotere läuft ein. Leichte Magenkrämpfe wollen ab und an durchkommen, werden aber durch die Mittel unterdrückt. Die zweite Infusion, das Cyclophosphamid, tröpfelt hinein. Irgendwie bin ich jetzt auch leicht müde. Eine nette Frau hat heute ihre letzte Chemo und zur Feier des Tages Teilchen vom Bäcker mitgebracht. Ich liebe Nussschnecken. Doch merkwürdig, ich schaffe es kaum, sie zu essen. Die Bücher, die ich mir mitgenommen habe, kann ich nicht lesen. Die Buchstaben fangen an zu tanzen. Also beobachte ich meine Mitstreiterinnen, lausche ihren Erfahrungsberichten und beteilige mich schließlich an ihren Gesprächen.

Nach etwa dreieinhalb Stunden bin ich fertig, die letzte Infusion ist eingelaufen. Meine Mutter kommt mir auf den Treppen bereits entgegen. Ich fühle mich benommen, als hätte ich die Nacht in der Kneipe durchgefeiert und würde nun in die blaue Stunde sehen. Ich muss etwas schmunzeln, denn einige zahlen viel Geld für so einen benommenen Zustand und ich bekomme die Drogen quasi auf Rezept. Im Auto dreht mein Vater wie immer die Heizung auf die höchste Stufe, da ich meistens so friere. Heute ist mir heiß. Meine Adern kommen dick an meinen Händen zum Vorschein, und ich bitte ihn, die Heizung herunterzuschalten. Ich fahre mit zu meinen Eltern nach Hause, da wir beschlossen haben, dass ich die erste Nacht nicht alleine mit den Kindern schlafen sollte.

An Schlaf ist aber nicht zu denken. Ich bin hellwach, mein Kopf ist an. Ich liege mit meiner Mutter im Ehebett, mein Vater verbringt die Nacht auf dem Sofa. Ich bin heilfroh, als um vier Uhr der Wecker meiner Mutter klingelt und ich mit ihr aufstehen kann. Endlich ist die Nacht um und ich kann reden. Essen und Trinken fallen mir schwer. Ich habe keinen Appetit. Eigentlich muss ich mich beim Gedanken an Essen schütteln. Bevor mich mein Papa nach Hause fährt, gehen wir noch in einen Supermarkt, damit ich Mittagessen besorgen kann. Angewidert laufe ich durch die Gänge und bin ratlos, was ich essen mag. Doch dann entdecke ich die kleinen Magdalenen-Kuchen, ja, die müssten funktionieren. Milchreis geht auch.

Mittags freue ich mich auf die Jungs. Unser Tag läuft wie gewohnt mit Mittagessen und Hausaufgaben. Noch ist alles im grünen Bereich. Diese unterschwellige Übelkeit lässt sich ertragen. Drei Uhr nachts, Alarmstufe Rot. Ich werde vor lauter Übelkeit wach. So etwas habe ich noch nicht erlebt. Mir ist so wahnsinnig schlecht. Mist, dass die Tabletten noch unten in der Küche liegen. Ich brauche meine ganze Kraft, um langsam die Treppe herunterzutorkeln. Schnell lege ich mir die Schmelztablette unter die Zunge und krabble wieder in mein Bett. Die Worte »Alles wird gut, kleine Anna«, die ich mir selbst zuflüstere, helfen mir, in den Schlaf zu finden.

Zwei Tage nach der Chemo ist mein Magen ganz schön angeschlagen. Für meinen empfindlichen Magen habe ich schon die passenden Medikamente erhalten, trotzdem habe ich leichte Krämpfe und Sodbrennen. Das ist wohl eine ganz häufige Nebenwirkung.

Am 7. November, einen weiteren Tag später, brennt meine Zunge und ich habe einen metallisch scharfen Geschmack im Mund. Auch das grüne Mundwasser verschafft mir keine Linderung. Nachts bin ich viele Stunden wach. Da habe ich viel Zeit, mir Gedanken über das Leben zu machen. Warum war ich bloß drei Jahre lang nur traurig? Warum habe ich gar nicht mehr gesehen, wie wunderschön das Leben ist? Jetzt weiß ich es glücklicherweise wieder. Ich liebe mein Leben.

Ich nutze jede freie Minute, um in Büchern von Andrea Sixt zu lesen. Claudia aus dem Dorf hatte sie mir liebenswerterweise geschenkt. Das Buch *7 Sicherungen für ein Leben nach dem Krebs* lese ich in einem Atemzug aus. Es ist auch für mich unbeschreiblich wichtig, eine passende Strategie für die Zeit nach den Therapien zu finden. Essentiell sind die medizinischen Therapien, die durch die Behandlungsleitlinien genau beschrieben sind. Für mich besitzt aber auch die eigene Mitarbeit eine enorme, womöglich entscheidende Bedeutung. Es gilt, die natürlichen Abwehrmechanismen zu stärken. Ein gesunder Geist, Sport, Ernährung und ein intensives, achtsames Leben sind die vier wichtigsten Bausteine für ein festes Fundament. Ich werde daran arbeiten, jeden einzelnen dieser Bausteine konkret auf mich und mein Leben abzustimmen.

Ich treffe mich mit meiner Freundin Moni, sie ist Heilpraktikerin mit Leib und Seele. Wir trinken gemeinsam Tee und sie stellt mir einige Mittel zusammen. Als ich ihr berichte, dass ich Taxotere bekomme, ein Medikament mit dem

Wirkstoff Docetaxel, einem chemisch modifizierten, komplexen Naturstoff, der aus der europäischen Eibe gewonnen wird, findet sie das sehr interessant. Moni erklärt mir die Bedeutung von Taxus in der Homöopathie. Sie wendet es an, um verborgene Familiengeschichten an die Oberfläche zu holen. Spannend finde ich auch die homöopathische Unterscheidung, ob der Brustkrebs in der rechten oder in der linken Brust entstanden ist. Sie macht mich auf einen Artikel von Antonie Peppler aufmerksam: *Die psychologische Bedeutung von Brustkrebs*. Wir verabreden uns noch für ein Frühstück bei Monis Freundin am Wochenende, bevor wir uns verabschieden. Am Samstag treffe ich noch vor Moni bei Tanja ein, die ich zum ersten Mal sehe. Ihr Haus ist urgemütlich eingerichtet, ich fühle mich gleich wie zuhause. Wir frühstücken ausgiebig, wobei ich nur süße und weiche Croissants essen kann. Spontan beschließen wir, gegen die vollgefutterten Bäuche spazieren zu gehen, und landen nebenan im Flyerwald. Unsere Gespräche sind sofort sehr intensiv und offen. Ich erzähle viel von meinen schmerzhaften Erfahrungen mit der Liebe und der größten Herausforderung, nämlich loszulassen. Plötzlich sehe ich, dass wir direkt vor dem Fincke-Grab stehen. Ich bekomme eine Gänsehaut, da ich hier ja mit meinem unerträglichen Schmerz weinend auf dem Baumstumpf saß. Jetzt stehe ich aufrecht, voller Freude über mein Leben. Es ist merkwürdig, bei diesen innigen Gesprächen ausgerechnet an diesem Ort zu landen. Vielleicht schließt sich so ein Kreis? Ich spüre ein überwältigend warmes und wohliges Gefühl, wenn ich an mein tiefstes Inneres denke. Paradox, dass ich mit der Diagnose Brustkrebs mein Leben neu geschenkt bekomme. Aufgewühlt und dankbar für diese Chance zu einem Neustart fahre ich heim.

Am siebten Tag geht es mir abends schrecklich schlecht. Ich fühle mich extrem schlapp und habe heftiges Sodbrennen. Ich wusste gar nicht, dass Sodbrennen solche starken Schmerzen verursachen kann. Auch am Tag danach liege ich nur im Bett und kann nicht aufstehen. Meine Zunge brennt so fürchterlich, eigentlich brennt alles in mir wie Feuer. Babybrei ist das einzige, was ich noch essen kann. Am neunten Tag kommt endlich die Spucke wieder, mein Mund brennt nicht mehr so unerträglich. Dafür ist mein Geschmackssinn komplett verschwunden. Meinen so heißgeliebten Kaffee kann ich morgens nicht mehr trinken. Am zehnten Tag ist die erste Blutentnahme. Meine Hausärztin möchte mich auf gar keinen Fall im überfüllten Wartezimmer sitzen sehen, und so gehe ich durch den Hintereingang und werde sofort in ein freies Behandlungszimmer geleitet. Nach wenigen Minuten kann ich die Praxis wieder verlassen. Diese Extrawurst fühlt sich gut an. Am nächsten Morgen ignoriere ich einzelne lose Haare in der Bürste und auf meinen Schultern. Ganz langsam kommt mein Körper wieder zu Kräften. Meine Haare verlässt jedoch die Kraft.

Am fünfzehnten Tag nach der ersten Chemo geht es mir wieder relativ gut. Ich fahre mit Anja und Claudia in die Stadt zur Weihnachtsmarkteröffnung. Wir treffen uns noch mit vielen anderen Bekannten, und es wird ein sehr spaßiger

Abend. Ich trage einen kurz gebundenen Zopf mit Basecap, da mein Scheitel schon sehr licht geworden ist. Seit zwei bis drei Tagen kann ich mir die Haare büschelweise rauskämmen. Mr. Big ist auch da. Wir haben uns vorher abgesprochen und er hat eine Haarschneidemaschine mitgebracht. Irgendwann gegen dreiundzwanzig Uhr verabschieden wir uns von den anderen und fahren zu mir nach Hause. Ich will nicht meine Freundinnen um diesen Akt des Glatzeschneidens bitten, da es dann sicherlich theatralisch und traurig werden würde. Bei Mr. Big habe ich jedoch ein gutes Gefühl. Er ist mir so vertraut, als würde ich ihn seit einer Ewigkeit kennen. Nach einigen kurzen, heißen Küssen hat Mr. Big einzelne Haare von mir am Mund. Ja, es ist wirklich höchste Zeit, unser Vorhaben in die Tat umzusetzen. Wir ziehen uns ins Büro zurück, damit die Jungs nicht von dem Geräusch des Rasierers wach werden. Ich bin in bester Stimmung und kann es kaum erwarten, mich mit Glatze zu sehen. Ich sitze auf einem kleinen gelben Klapphocker und gebe das Startsignal. Die Maschine streikt bei meiner jetzigen Haarlänge und so muss Mr. Big erst noch die Schere zücken. Dann aber spüre ich das Vibrieren des Gerätes auf meiner Kopfhaut. Ich gucke auf den Boden, der sich mit meinen braunen Haaren bedeckt. Es fühlt sich merkwürdig erhaben an. Warum tragen wohl die tibetischen Mönche eine Glatze? Ich weiß es nicht, auf jeden Fall trage ich sie nun auch und fühle mich befreit. Es scheint mir, als hätte ich nun auch den letzten Ballast abgeworfen. Der erste Blick in den Spiegel ist hart und ungewohnt, doch auch schön. Jawohl, ich finde mich auch mit Glatze hübsch und vor allem begehrenswert. Ich darf noch einmal küssen in dieser so außergewöhnlichen Nacht. Unbeschreibliche Hochgefühle. Leider muss mein Mr. Big gehen. Schade, dass er nicht mein neuer Prinz sein kann. Doch ich bin zutiefst dankbar für die erlebten Stunden. Ich schließe diese Momente des Glücks sicher in mein Herz.

Am nächsten Morgen bin ich schon gespannt, wie die Kinder reagieren. Ich setze zunächst meine Perücke auf und wecke sie. Wir sitzen gemeinsam am Frühstückstisch und keiner der beiden hat etwas bemerkt. Etwas ungeduldig frage ich sie schließlich, ob ihnen nichts an mir aufgefallen sei. Sie gucken mich an und erkennen endlich, dass ich die Perücke aufgesetzt habe. Stolz berichte ich beiden, dass ich nun eine Glatze habe. Natürlich sind sie neugierig und wollen mich ohne Haare sehen. Ich nehme meinen künstlichen Schmuck ab und sehe, dass die Kinder doch schlucken müssen. Also, ich finde es cool, und nach einer kurzen Schrecksekunde können wir alle drei darüber lachen. Ganz überrascht entdecke ich einen Storchenbiss an meinem Nacken, der immer im Verborgenen lag. Jetzt weiß ich auch, woher Leif sein dezent rötliches Mal hat. Es ist ein ganz merkwürdiges und intensives Gefühl, über die nackte Kopfhaut zu streichen. Hiermit erkläre ich sie nun zu einer neuen erogenen Zone.

In den folgenden Tagen kommen Eric und Leif noch des Öfteren mit einer Schar Kinder nach Hause, die alle neugierig meine Glatze betrachten möchten. Am liebsten trage ich eine braune Fleecemütze, da ich mich mit der Perücke nicht wirklich wohl fühle. Mützen sind viel angenehmer und wärmer. Mit Perücke komme ich mir irgendwie verkleidet vor.

Langsam wird unsere finanzielle Lage bedrohlich. Mein Krankengeld beträgt 500 Euro, aber allein meine Miete beläuft sich auf 508 Euro. Da Peter Unterhalt für die Kinder zahlt, schaffe ich es fast, die Festkosten zu decken. Aber eben nur fast, und essen müssen wir ja auch noch. Sehnlichst erwarte ich die Antwort auf meinen Wohngeldantrag, den es nämlich auch für Eigentümer gibt. Ein Brief des netten Herrn T. von der Stadt lässt meine Hoffnung auf Hilfe jedoch verpuffen. Eine lange Liste mit fehlenden Unterlagen ist dem Schreiben beigefügt. Woher soll ich denn Mietverträge nehmen, die haben wir in unserem Generationenhaus nie angefertigt. Einen aktuellen Grundriss der Wohnungen besitze ich auch nicht. Und dass ich Miete zahle, wird überhaupt nicht angerechnet, im Gegenteil, die Mieteinnahmen sind mein positives Einkommen. Diesen seitenlangen Brief muss ich erst mal verdauen.

Chemotherapie, Feuer und Gedankentänze

Drei Wochen sind nun um, und wir fahren zur zweiten Chemo. Während der Autofahrt ist mir schon leicht übel, mein Magen befindet sich in kritischer Schieflage. In Düsseldorf angekommen, darf ich mich wieder an denselben Platz setzen und werde blitzschnell an den ersten »Flachmann« angedockt. Ich betrachte das Foto meiner Jungs im Strandkorb, das ich wieder mitgenommen habe, und kann plötzlich die wärmenden Sonnenstrahlen spüren. Nur kurz notiere ich in meinem Tagebuch den eigenartigen Geschmack auf der Zunge und lehne mich dann nach hinten, um zu entspannen. Die Gespräche der anderen Frauen sind jedoch viel zu interessant, als dass ich wirklich abschalten kann. Jede hat ganz eigene Erfahrungen zu berichten. Die besten Tipps gegen Sodbrennen werden hier heiß gehandelt. Einfach trockene Haferflocken kauen, das hilft ganz bestimmt, heißt es. Aufmerksam speichere ich die vielen unterschiedlichen Tipps ab. Ich habe festgestellt, dass ich das Getränk, welches ich während der ersten Chemo trank, nun nicht mehr herunterbekomme. Ebenso widert mich der Gedanke an Nussschnecken ziemlich an. Da scheint mein Körper wohl irgendeine Verknüpfung à la Pawlow geknotet zu haben! Am Ende meiner zweiten Chemo bin ich auf jeden Fall nicht mehr so benommen wie nach der ersten. Ich kann gerade, ohne zu schwanken die Treppen zum Ausgang hinaufgehen. Auf der Rückfahrt kommen wir irgendwie auf meine verstorbenen Großeltern zu sprechen. Ich möchte von meiner Mutter genau wissen, was für ein Mann mein Opa war. In meinen Erinnerungen sehe ich einen kranken Mann im Bett, der ziemlich schroff mit meiner Oma umging. Auf der anderen Seite habe ich Fotos im Kopf, auf denen er freundlich meinen Kinderwagen schiebt. Meine Mutter erzählt einige Geschichten über meinen Opa. Meine Oma scheint es nicht immer leicht mit ihm gehabt zu haben, und das mit vier Kindern. Mich hat es anscheinend sehr beschäftigt, dass sie ein eigenes Grab und auf keinen Fall zu ihm in die Gruft gelegt werden wollte. War das ihre stille Revolte? Früher hatten die Frauen eben nicht viele Möglichkeiten aufzubegehren. Sie waren finanziell abhängig und an die engeren Moralvorstellungen gebunden. Wie gut, dass ich frei bin, meine eigenen Entscheidungen zu treffen und sie auch zu leben. Seltsam, meine Gedanken, aber da fallen mir Moni und die homöopathische Bedeutung von Taxus wieder ein.

Der nächste Tag verläuft so wie bei der ersten Chemo. Ich laufe wieder angewidert durch den Supermarkt, krampfhaft auf der Suche nach meinem Mittagessen. Okay, nur die Magdalena-Kuchen gehen. Mit diesen merkwürdigen Essgelüsten fühlt es sich an wie schwanger zu sein. Zu Hause ist auch alles wie immer. Die Kinder kommen aus der Schule und dem Kindergarten, wir essen zu Mittag, und ich setze mich zu Eric, der seine Hausaufgaben macht. Diesen Abend sorge ich vor und lege nun alle meine Medikamente auf mein Nachttischchen. Diesmal weiß ich ja, was mich erwarten kann. Mit einem ziemlich mulmigen Gefühl schlafe ich ein. Wie immer werde ich mehrere Male in der Nacht wach, doch meine Übelkeit hält sich in Grenzen. Ich benötige keine Notfalltablette unter meiner Zunge. Endlich ist es sechs Uhr vierzig und ich gehe langsam in die Küche, um das Frühstück für meine Jungs vorzubereiten. Eric ist schon recht selbstständig und kennt den Ablauf am Morgen. Leif ist zurzeit extrem anhänglich und sucht oft meine Nähe und Körperkontakt. Soweit ich noch fit bin, bringe ich ihn morgens wieder zu Fuß in den Kindergarten. Er freut sich sehr darüber, obwohl er noch vor ein paar Wochen so sehr um seine Selbstständigkeit gekämpft hatte und allein in den Kindergarten gegangen ist.

Der zweite Tag nach der Chemo verläuft relativ angenehm. Diese leichte Übelkeit und das dezente Schlappheitsgefühl lassen sich ertragen. Am dritten Tag beginnt der metallische Geschmack, die Zunge fängt an zu brennen. Da bedarf es schon viel mehr Anstrengung, bei guter Laune zu bleiben. Der darauffolgende Tag endet mit extremem Sodbrennen, trotz Protonenhemmer, lauwarmer Milch und trockenen Haferflocken. Es ist jedoch ein beruhigendes Gefühl, den zeitlichen Ablauf zu kennen und zu wissen, dass die wunderbaren Körperzellen sich schnell wieder regenerieren. Babybrei habe ich in leckeren Geschmacksrichtungen zu Hause, also ist doch alles in bester Ordnung. Es ist mittlerweile Vorweihnachtszeit, die Vorbereitungen auf das Weihnachtsfest laufen, und ich bin insgeheim wirklich stolz auf mich, dass ich meine Dinge trotz Chemo nach wie vor managen kann. Doch die Nebenwirkungen verschlimmern sich. Am 3. Dezember bekomme ich zum Sodbrennen auch noch Darmkrämpfe. Mit kaltem Schweiß auf der Stirn sitze ich auf der Toilette. Es fühlt sich wie eine Geburt Nummer Drei an, und spontan beginne ich mit Hechelatmung, in der Hoffnung, den Schmerz entspannt wegzuatmen. Nur leider funktioniert das nicht. Ich rufe abends in Düsseldorf an und erkundige mich, welche Medikamente ich nehmen darf. Zwei entkrampfende Dragees landen in Windeseile in meinem Magen. Zum Glück mit dem erhofften Erfolg.

Zwei Tage später erreiche ich den bekannten Tiefpunkt und besitze kaum die Kraft, mich aus dem Bett zu schleppen. Doch heute findet die Aufführung des Weihnachtsmärchens im Theater statt. Die Jungs freuen sich seit Tagen darauf, also reiße ich mich zusammen und fahre mit ihnen und meiner Schwiegermutter in die Stadt. Während *Frau Holle* gespielt wird, spüre ich pures loderndes Feuer in mir. Ich würde zu gern einfach wegrennen und das Feuer mit literweise Wasser löschen, doch es scheint mir unmöglich, mich durch die vollbesetzten Reihen zu kämpfen. Im Geiste haue ich aus reiner Verzweiflung mit meinem Kopf gegen die Wand. Schweißgebadet bin ich froh, als die Vorführung zu Ende ist und ich etwas trinken kann. Die Diskussion der Jungs, ob sie lieber erst mit mir zum Riesenrad oder etwas essen wollen, nehme ich nur am Rande war. Ein unglaublicher Heißhunger auf Süßes treibt mich zu einem Crêpes-Stand. Dass so viel Zucker bei extremem Sodbrennen kontraproduktiv wirkt, ist mir leider noch unbekannt. Zum Abschluss unseres Ausflugs trinke ich noch eine heiße Milch, in der Hoffnung, das Brennen zu neutralisieren. Eigentlich hätte ich mir auch gerne in der Apotheke diese widerlich schmeckenden Trinktütchen gegen Sodbrennen gekauft, doch Portemonnaie und Konto sind leergefegt.

Abends quälen mich ständige Magenkrämpfe und halten mich von meinem Plan ab, die Nikolausteller heimlich zu bestücken. Meine Gedanken sind nur noch beim morgigen Nikolaustag, den ich nicht verpatzen darf. Ich stelle meinen Wecker auf halb zwei nachts, in der Zuversicht, dann genügend Kraft für die Teller-Gestaltung zu besitzen. Doch ich werde, bevor der Wecker anspringt, mit schrecklichen Krämpfen aus dem Schlaf gerissen. Diese Schmerzen ertrage ich nicht länger, aufstehen kann ich auch nicht. So ein großer Mist, was soll ich jetzt nur tun? Mir bleibt nichts anderes übrig als Hilfe zu rufen. Meine Schwiegereltern hören das Telefon aber nicht. Meinen Eltern oder Anja kann ich die Tür nicht aufmachen, denn ich kann ja nicht aufstehen. Ich probiere es erneut in der unteren Etage und diesmal geht Andreas, Peters Bruder, ans Telefon, welch Glück. Ich weine und sage ihm, dass ich es nicht mehr aushalte, und innerhalb von zwei Sekunden steht mein Schwager neben meinem Bett. Er bringt mich nach Hagen ins Marienkrankenhaus, wo es auch eine Onkologie gibt. In der Ambulanz untersucht mich eine Ärztin und nimmt mir Blut ab. Sie möchte mich stationär aufnehmen. Sofort widerspreche ich heftig, das ist ganz unmöglich, morgen ist doch Nikolaus. Andreas, der wohl für meinen Mann gehalten wird und mit im Behandlungsraum sitzt, guckt mich kopfschüttelnd an. Er möchte wissen, warum ich nicht bleiben könne. Ich beginne zu erklären, dass die Nikolausteller doch noch nicht fertig sind, aber bevor ich weitersprechen kann, schmunzelt er und gibt der Ärztin zu verstehen, dass ich natürlich stationär aufgenommen werden könne. Er verspricht mir, sich um die Teller zu kümmern, und lässt sich geduldig meine Verstecke für Nüsse, Süßkram, Äpfel und die DVD erklären. Meine Gesundheit habe jetzt oberste Priorität. Ich sehe schnell ein, dass er Recht hat, und freue mich unendlich auf die kommende Infusion mit Schmerzmitteln.

Der nächste Morgen startet mit gemischten Gefühlen. Ich liege ausgerechnet am Nikolaustag allein im Krankenhaus. Auf einer onkologischen Station, auf der ich sonst, mit meiner Röntgenplatte unter dem Arm, die Patienten röntge. Tja, Anna, Seite gewechselt. Glücklich bin ich jedoch, dass sich die Ärzte und auch die Schwestern so engagiert um mich kümmern. Meine Eltern bringen mir die nötigsten Utensilien von zu Hause für meinen unerwarteten stationären Aufenthalt. Ich bleibe nicht lange allein auf dem Zimmer und freue mich über meine neue Bettnachbarin. Sie ist eine ganz entzückende Omi mit der gleichen Problematik. Auch ihr Magen-Darm-System streikt bei der Chemo. Wir quasseln unaufhörlich den ganzen Tag. Es ist immer wieder sehr beeindruckend, wie intensiv, ehrlich und ohne Tabus die Gespräche verlaufen, wenn ich auf eine Frau mit der gleichen Diagnose treffe. Jeder Erfahrungsbericht erscheint mir unendlich wertvoll und kostbar, manchmal spannender als jeder Krimi. Die sympathische kleine Frau ist ein Langschläfer und echter Morgenmuffel, und ich amüsiere mich köstlich über ihre Art, die Schwestern morgens zu ignorieren. Am nächsten Abend lässt sich ihr Licht über dem Bett nicht ausschalten. Die Nachtschwester weiß keinen anderen Rat und hängt einen Kissenbezug vor die Neonröhre, welcher jedoch das grelle Licht nicht abmildert. Ich sehe in das gequälte Gesicht der Omi, die bei so hellem Licht nicht schlafen kann. Als wir wieder allein im Zimmer sind, hieve ich mich mit Infusion aus dem Bett und schraube die Neonröhre heraus. Mit dankbaren Augen blickt mich die Dame an. Nachtruhe wäre gesichert. Am nächsten Tag sitze ich vor meinem Mittagessen und habe das mächtige Bedürfnis, mir Zucker über meine Spätzle zu streuen, alles andere Herzhafte auf dem Teller geht gar nicht. Die Omi versteht mich und erzählt mir, dass sie nie Süßes mochte, doch während der Chemo unbedingt auch sonntags den Bäcker für süße Teilchen aufsuchen musste. Da ich mein leckeres, grünes Mundwasser zu Hause habe und mein Mund wieder unentwegt brennt, gehe ich zu einer Schwester und bitte um Rat. Ich bekomme eine Flasche mit Mundspülung, speziell für uns Onkologie-Patienten aus der Apotheke zusammengemixt. Bei dem Geruch rümpfe ich skeptisch die Nase, doch die Omi spricht mir Mut zu, dass es wirklich hilft. Ich gurgele und stelle zu meiner Verwunderung fest, dass mein kompletter Mund betäubt ist. Das ist mehr als genial, diese permanenten Schmerzen haben Sendepause. Fast eine Stunde hält die Wirkung an, ich bin dankbar für diese Erleichterung.

Da meine Krämpfe jeden Abend erneut einsetzen, muss ich mich einer Magenspiegelung unterziehen. Die Speiseröhre ist, ebenso wie die Magenschleimhaut, entzündet. Mr. Big besucht mich, ich freue mich mächtig. André schenkt mir einen wunderbaren Dalí-Kalender. Auch mein Bruder Dirk kommt vorbei. Bei ihm hatte ich das Gefühl, dass ihm seit meiner Diagnose ein Gespräch schwerfällt, umso höher rechne ich ihm seinen Besuch an. Ich möchte ja nicht anders als vorher behandelt werden. Nach einem weiteren Tag darf ich nach Hause gehen. Mir bleibt eine Woche zum Regenerieren, bevor die nächste Ladung Taxotere einläuft.

Nach mehreren Briefwechseln mit dem netten Herrn T. von der Stadt und so einigen Hürden bei der Beschaffung der nötigen Unterlagen bekomme ich nun Unterstützung bei den Wohnungskosten. Monatlich werden mir achtunddreißig Euro gezahlt. Ich weiß nicht so recht, ob ich weinen oder lachen soll. Ich will ja nicht undankbar sein, aber diese Zahlung ist wie der Tropfen auf den heißen Stein. Geld ist nicht alles im Leben, aber es wäre doch beruhigend zu wissen, dass man seine Rechnungen bezahlen kann. Naja, ich habe es bis hierhin geschafft und werde es auch weiter hinbekommen. Unendlich dankbar bin ich für die Unterstützung der Kirchengemeinde, die das Geld für Leifs Kindergartenessen sichert. Zu Beginn war es mir peinlich, diese Hilfe anzunehmen, doch ich habe keine andere Wahl und muss meinen Stolz mal vergessen.

Therese schenkt mir einen dicken Sack Einkellerungskartoffeln, und die Kinder beschweren sich nicht über das Essensprogramm aus Bratkartoffeln und Rührei, Kartoffelpüree, Pfannkuchen und Nudeln mit Tomatensoße. Omi musste in der Nachkriegszeit auch viel zaubern beim Essenkochen. Und glücklicherweise liebe ich auch meinen Posten als Finanzminister in unserer Familie.

Kriegerin des Lichts

Heinz-Werner, mein Patenonkel, bringt mich zur dritten Chemotherapie nach Düsseldorf. So brauchen meine Eltern nicht zu fahren. Obwohl ich die Worte meines Vaters nie vergessen werde, als es darum ging, an welchem Ort ich meine Chemo bekommen soll. Er sagte zu mir, dass er mich auch hundert Mal nach Düsseldorf fahren würde, Hauptsache ich würde wieder gesund werden! Während der Autofahrt unterhalte ich mich sehr angeregt und gut mit meinem Onkel. Mein Magen schmerzt noch ganz schön, vor allem aber dann, wenn ich an die Infusionen denke. In Düsseldorf angekommen, berichte ich alles über meinen kleinen spontanen Krankenhausaufenthalt. Die Schwester gibt mir dann den Tipp, dass Milch nicht für jeden gut geeignet sei. Bei einigen ist lauwarme Milch ideal gegen Sodbrennen, jedoch hätten auch viele erzählt, dass es schlimmer werde. Und Milchsäurebakterien sind bei angegriffener Schleimhaut wirklich nicht zu empfehlen. Sehr interessant. Dann werde ich erst einmal auf Milch und einige Milchprodukte verzichten. Die Gesprächsrunde unter uns Patientinnen ist heute extrem lustig und entspannend. Der Chefarzt kommt kurz zu uns, und auch er spürt sofort unsere gute und heitere Stimmung. Eine Etage über uns liegt die Angst der Frauen nach ihrer Krebs-Diagnose spürbar in der Luft. Bei der Chemo hier im Keller sind wir schon einen großen Schritt weiter und können auch wieder lachen. Heute hat jede eine kleine witzige Anekdote bezüglich der Glatze zu erzählen. Auf mich wartet die Überraschung, dass ich während der Taxotere-Infusion meine Hände und Füße mit Eispacks kühlen soll. Nach neuesten Erkenntnissen kann man so die Nebenwirkungen verringern, die zu Empfindungsstörungen in Fingern und Zehen führen. Eingekuschelt in eine warme Decke, gucken nun meine Hände und Füße heraus und liegen auf Eis. Ich habe schon Bergfest heute, die letzte Chemo in diesem Jahr. Nur noch drei weitere Infusionen im neuen Jahr. Das werde ich schon schaffen. Bei so manchen Geschichten der anderen Damen wird mir immer wieder bewusst, wie gut es mir geht. Ich bin dankbar, dass ich meine OP vor der Chemo hatte und bei mir bislang alles relativ gut gelaufen ist. Jede Frau hat ihren ganz individuellen Behandlungsplan in Abhängigkeit vom Tumorprofil. Es ist schon ein Segen, dass es heute so viele Brustzentren gibt, die die neuesten Forschungsergebnisse so schnell wie möglich anwenden können.

Trotz der harten Nebenwirkungen empfinde ich die Chemo als eine starke Verbündete an meiner Seite. Nach den Infusionen rufe ich meinen Onkel an, der nach einem kleinen Shoppingausflug in die Musikabteilung des nahe liegenden Einkaufszentrums zu mir ins Krankenhaus kommt. Er begleitet mich zum Auto und deckt mich sorgsam mit seiner mitgebrachten Decke auf dem Beifahrersitz zu. Es ist wunderbar, seine Fürsorge zu spüren.

Bei meinen Eltern angekommen, lasse ich mich ins Sofa sinken und hake innerlich den dritten Teil der Chemo ab. Mein Papa tut mir leid, dass er meinetwegen sein Bett verlassen muss, und ich biete ihm an, selbst auf der Couch zu schlafen. Er lässt sich aber nicht darauf ein und besteht darauf, dass ich in einem richtigen Bett schlafen soll.

Am 18. Dezember findet wieder eine Ü30-Party in der Stadthalle statt. Da es sehr wichtig für mich ist, auch während der Chemotherapie am normalen Leben teilzunehmen, beschließe ich, meine Freunde zu begleiten. Ausnahmsweise setze ich sogar meine Perücke auf. Ich werfe mich in das kleine Schwarze und male mir ein wenig Farbe ins Gesicht. Bereits während der Autofahrt, bei einer Außentemperatur von minus vierzehn Grad, ärgere ich mich über meine Kopfbedeckung. Es zieht unangenehm kalt durch das künstliche Haarnetz, meine kuschelige Fleecemütze wäre besser gewesen. Wer schön sein will, muss leiden? Ich fühle mich aber alles andere als schön heute Abend. Ich komme mir vor, als sei ich die einzige, die in Verkleidung eine Party besucht. Wäre es doch bloß nicht so furchtbar kalt, dann würde ich erhobenen Hauptes mit meiner Glatze über die Tanzfläche stolzieren. Sam macht mir jedoch das Kompliment, dass ich in meinem Kleid und mit den künstlichen Haaren einfach toll aussehe. Naja, dann versuche ich mal, ihm zu glauben. Nach einer halben Stunde am Stehtisch schwächeln meine Beine. Das Feuer in meinem Inneren brennt trotz diverser Magenmittel. Anja besorgt mir fürsorglich ein Glas warmes

Wasser, doch als ich es leer getrunken habe, verabschiede ich mich nach anderthalb Stunden. Ich bin leicht frustriert wegen meiner schlechten Kondition, freue mich aber, überhaupt dabei gewesen zu sein.

Es ist kurz vor Weihnachten, und leider fallen meine extrem schlappen Tage genau auf die Feiertage. Am 23. Dezember springen die Kinder schon aufgeregt durch die Wohnung, da sie endlich den Tannenbaum schmücken wollen. Zuerst müsste ich jedoch die Lichterkette am Baum befestigen, doch ich kann mich kaum aufrecht halten. Mein niedriger Blutdruck verlangt eigentlich hochgelagerte Beine. Leif ist schon ganz enttäuscht, weil er so gerne die lila Glitzerkugeln an den Baum hängen möchte. Vor lauter Aufregung stehen die Jungs nun keine Sekunde still, während mich die letzte Kraft verlässt. Obwohl ich meine Eltern einen Tag vor Heiligabend gar nicht stören möchte, sehe ich keinen anderen Ausweg, als sie um Hilfe zu bitten. Oma Moni und Opa Herbert sind ganz schnell bei uns und schmücken mit den Kindern unseren Weihnachtsbaum. Zudem nehmen sie die Kinder auch noch mit zu sich, und ich kann mich einen Tag im Bett ausruhen. Am Heiligen Abend will ich schließlich unbedingt fit sein. Selbst lesen kann ich an diesen Tagen Nummer neun und zehn nach der Chemo nicht. Viel zu anstrengend. Glücklicherweise sind Tagträume immer möglich, und so verbringe ich viele Stunden mit süßen Träumereien. Unser Kater Tiger weicht in diesen Tagen nicht von meiner Seite. Egal zu welcher Tages- oder Nachtzeit ich im Haus unterwegs bin, mein

Kater begleitet mich. Liege ich stundenlang im Bett, gesellt er sich zu meinen Füßen, auf dem Sofa liegt er schnurrend auf meinem Bauch. Ein wahrer Weggefährte.

Am Mittag des 24. Dezember bekomme ich die Jungs zurück. Ich rappele mich auf und ziehe mich in Zeitlupe festlich an. So sehr ich mich auch bemühe, den alljährlichen Gang zur Dorfkirche schaffe ich nicht. Opa Konrad springt ein und macht sich mit Eric und Leif auf zum Familiengottesdienst. Unser anschließendes Festessen empfinde ich als Folter. Der große Tisch ist reich gedeckt mit den leckersten Speisen. Verführerischer Duft steigt in meine Nase, mein Verlangen nach wohlschmeckenden Speisen ist unendlich groß. Mit Anstrengung schaffe ich aber nur drei trockene Pellkartoffeln, die nach nichts schmecken. Mein entzündeter Magen verträgt nur lauwarmes Wasser. Es frustriert mich sehr, auf diesen Genuss des Essens zu verzichten. Nachts habe ich schon von einem dicken Hot Dog geträumt und bin mit Tränen in den Augen aufgewacht, weil mein Geschmackssinn verschwunden ist und ich oft nur trockenes, weiches Toastbrot oder Babybrei herunterbekomme. Ich hätte gar nicht gedacht, dass der Verzicht auf Essen so schmerzlich sein kann. Die Bescherung verläuft dafür sehr harmonisch und stimmt mich zufrieden. Meiner Mutter laufen Tränen übers Gesicht, als sie unsere Weihnachtspost ansieht; darin ist ein Foto von den Kindern und mir – mit Glatze. Sie hat noch eine ganz andere Erziehung genossen und kann meine Offenheit im Umgang mit meiner Krankheit und den fehlenden Haaren nur schwer verstehen. Für mich ist aber gerade dieser Weg so wichtig, jede Art von Versteckspiel empfände ich als demütigend.

Peter muss am Silvesterabend arbeiten, und so suche ich nach einer idealen Lösung für die Kinder und mich zum Jahreswechsel. Abgeben möchte ich sie auf keinen Fall, doch ich schaffe es auch nicht, stundenlang mit ihnen zu feiern und um die Häuser zu ziehen. Ich beschließe, bei Jill in Herdecke zu feiern, denn bei ihr kann ich mich auch einfach aufs Sofa legen, wenn es mir nicht gut geht. Sie wird sich dann mit Paul und Max schon um meine Jungs kümmern. Wir verbringen einen gemütlichen Abend bei unseren ehemaligen Gästen. Um Mitternacht stoße ich mit meinem lauwarmen Wasser an und habe Mühe, meine sentimentalen Gedanken samt feuchten Augen zu vertreiben. Ich darf auf dem Sofa liegen, während die anderen zum Knallen durch die Stadt ziehen. Auf in ein neues Jahr! Ich möchte so schnell es geht alles Schmerzliche hinter mir lassen. Ich freue mich so unendlich auf den kommenden lebendigen Sommer.

Am nächsten Morgen fahren wir drei nach dem Frühstück heim. Schnell geht es in meine Fleece-Klamotten und ab auf die Couch. Sehnlichst erwarte ich die besseren und kraftvolleren Tage. Diese Rechnung verschiebt sich leider bei jeder Chemo-Infusion nach hinten. So schnell wie ich nach der ersten Infusion wieder fit war, geht es leider nicht mehr.

Kurz vor der nächsten Chemo vereinbare ich mit dem Fotografen Jo K. wieder einen Shootingtermin. Ich habe gesehen, dass Jo wunderschöne Bilder mit einer weißen Säule macht, und die ganze Zeit denke ich, dass ich mit meiner Glatze sehr gut auf diese weiße Säule vor weißem Hintergrund passen würde. Unbedingt möchte ich gute Aufnahmen von meiner Glatze haben, aber ich möchte auch einfach überhaupt wieder Fotos machen. Das sind für mich Highlights in meinem Alltag, die mir wahnsinnig viel Spaß machen, mich aber auch weit tragen. Ebenso bin ich immer neugierig auf andere Menschen und freue mich über neue Bekanntschaften. Es gefällt mir besonders, Künstlern bei ihrer kreativen Arbeit zuzusehen. Bereits 2007 und 2008 habe ich von Jo Fotos machen lassen. Die Gespräche mit ihm hatten mich damals sehr beeindruckt. Während des Shootings 2008 entstanden wundervolle Aufnahmen mit meinen im Wind wehenden langen Haaren. Und nun also mit Glatze.

Trotz Feuer im Magen fahre ich nach Iserlohn. Wie jedes Mal sitzen wir zunächst beim Tee zusammen und besprechen unsere Fotopläne. Nach einer guten Dreiviertelstunde kann es losgehen. Ich entkleide mich und setze mich auf die weiße Säule. Jo bastelt sehr penibel an der Lichtanlage, bis ich auch gut ausgeleuchtet bin. Während des Fotografierens vergesse ich meine Welt und schlüpfe für ein paar Stunden in die Rolle eines Models. Ich glaube, genau dieser Rollenwechsel, das Abschalten meines Alltags, ist der wohltuende Aspekt bei dieser Sache. Für einige Aufnahmen setze ich meine Perücke auf, für das nostalgische Sofa werden der Spitzenbody und meine braune Mütze gewählt. Obwohl ich jetzt ohne Haare vor ihm sitze, mit Narbe auf der Brust und Port überm

Schlüsselbein – es fühlt sich an wie immer. Mir fällt mein Lieblingszitat von Audrey Hepburn ein: »Die Schönheit einer Frau ist nicht ihre Kleidung, ihre Figur oder die Art, wie sie ihre Haare kämmt. Die Schönheit einer Frau ist in ihren Augen zu sehen, weil sie der Eingang zu ihrem Herzen sind. Der Platz, in dem die Liebe liegt.« Jo macht traumhafte Bilder, und ich fahre erfüllt und voller Stolz heim.

Zu Hause gehen mir die alltäglichen Aufgaben nicht mehr so einfach von der Hand. Natürlich wasche ich nach wie vor fast jeden Tag eine Maschine Wäsche und koche das Mittagessen für die Kinder, aber es kostet mich deutlich mehr Kraft, die Dinge in Angriff zu nehmen. Ich fühle mich ständig schlapp und ausgepowert und könnte eigentlich nur noch in meinem Bett bleiben. Ich weiß natürlich, dass mir das überhaupt nicht gut tun würde, und so bin ich wirklich dankbar, dass ich in Bewegung bleiben muss. Ich werde gebraucht und freue mich über die erfüllende Aufgabe, Mutter zu sein.

Der Weg zur vierten Chemo fällt mir merklich schwerer. Es kostet mich eine Menge Überwindung, guten Mutes ins Auto meiner Eltern zu steigen. Ehrlich muss ich mir eingestehen, dass ich mich viel lieber vor der nächsten Dosis Taxotere drücken würde. Doch für mein großes Ziel, als Siegerin aus der Geschichte hervorzugehen, muss ich auch Einsatz zeigen. Ich will einfach leben, also nehme ich die Therapie an. Langsam wird es schwierig, meinen kleinen Proviant für Düsseldorf zusammenzustellen. Alles, was ich während der Infusion zu mir nehme, widert mich nach ein paar Tagen dermaßen an, dass ich das Gefühl habe, es nie wieder in meinem Leben essen zu können. Die Situation erinnert mich an die Filmszene in *Clockwork Orange*, in der der jugendliche Straftäter mit Beethovens Neunter konditioniert wird. Gar nichts zu essen funktioniert aber auch nicht, und so suche ich mir Brötchensorten aus, die ich dann eben für unbestimmte Zeit nicht mehr mag. Viel Auswahl habe ich nicht mehr. Zu gerne würde ich meine angelesenen Kenntnisse über eine gesunde Ernährung in die Tat umsetzen, doch mein Magen ist schrecklich sauer und akzeptiert kein Obst oder Gemüse. Ich esse also hauptsächlich ganz weißes, weiches, ungesundes Brot oder Pellkartoffeln. Ich finde mich damit ab, dass mein Körper unter der Therapie dieses Verlangen verspürt. Sobald es mir nach der Chemo wieder besser geht, werde ich mich durch köstliche Gemüse- und Obstberge essen.

Ich öffne die Tür zur Klinik und der Geruch des Treppenhauses lässt die Übelkeit in Lichtgeschwindigkeit in meinen Hals schießen. Tief atme ich ein, balle meine Faust und spreche mir selbst Mut zu, so dass ich schließlich mit großer Zuversicht meine vierte Chemo-Etappe in Angriff nehme. Ich freue mich auf die anderen Frauen und die kostbare Kommunikation. Es ist einfach eine angenehme Gesellschaft, und wir können, trotz der oft sehr ernsten Themen des Lebens, ja auch wunderbar zusammen lachen. Wir reden über das Bisphenol-A in sämtlichen Plastikflaschen, die Aluminium-Verbindungen in Deos, das schlechte Verhältnis von Omega-6- zu Omega-3-Ölen seit der Industrialisierung und vergessen bei den angeregten Gesprächen beinahe die laufenden Infusionen. Meine Hände und Füße liegen auf Eis, aber mein Kopf läuft auf Hochtouren und raucht. Im Handumdrehen sind meine dreieinhalb Stunden um. Wieder einmal geschafft.

Zu Hause bei meinen Eltern beginnen die Magenkrämpfe. Die ersten zwei Tabletten helfen für genau eine halbe Stunde. Na, das kann ja heiter werden. Ich lege mich relativ früh ins Ehebett meiner Eltern und hoffe, die Schmerzen im Schlaf nicht mehr zu spüren. Die Taktik geht auf. Um ein Uhr nachts bin ich dank des Cortisons wieder hellwach, doch glücklicherweise ohne Magenkrämpfe. Als ich morgens am Frühstückstisch meiner Eltern sitze, versetzt mich das in unbeschwerte und fröhliche Kindheitstage.

Zurück im Dorf laufe ich morgens wieder mit Leif zum Kindergarten, um mich zumindest etwas sportlich zu betätigen. Den zweiten Berg schaffe ich jedoch nur noch mit langsamen Schritten. An schlechten Tagen muss ich sogar kurz stehen bleiben, um Luft zu holen, bevor ich weitermarschieren kann. Meine Freundin aus Haspe kommt mich heute besuchen und bleibt auch über Nacht. Über diese gemeinsame Nacht freue ich mich riesig, und ich frage mich, warum sich niemand sonst nachts zu mir gesellt. Ich klammere mich an die Termine der Kinder, um immer wieder Gründe zum Aufrappeln zu finden. Montags geht Leif in einen Schwimmkurs, fast parallel findet Erics Musikkurs in der Stadt statt. Ich spreche mich mit Opa Konrad ab und begleite entweder Leif zum Schwimmen oder Eric zur Musikschule. Während

Leifs erster Schwimmstunde sitze ich in der feuchtwarmen Luft der Schwimmhalle und erinnere mich plötzlich, in welch schlimmem mentalen Zustand ich mich während Erics erster Schwimmstunde befand. Es war die Zeit, als ich tief in der Krise mit Peter steckte. Nie werde ich diese Ohnmacht und Trauer vergessen. Wie ein Häufchen Elend saß ich auf der gleichen Bank, lächelte Eric zu und wischte mir heimlich die Tränen von der Wange. Ich konnte kaum atmen vor lauter Herzschmerz. Jetzt sitze ich wieder hier und schaue meinem jüngsten Kind im Schwimmkurs zu, doch diesmal kommt mein Lächeln aus meinem tiefsten Inneren. Klar bin ich körperlich nicht gerade in Bestform, aber mein Geist wäre stark genug, den Ironman zu laufen.

Am Freitag stehe ich, wie fast jede Nacht, um halb drei auf. Da ich nur noch halb sitzend wegen der entzündeten Speiseröhre schlafen kann, bringt es mir eine wirkliche Erleichterung, aus dem Bett zu steigen. Wegen des Feuers im Magen trinke ich lauwarmes Wasser und esse eine trockene Scheibe Toast. Meine Stimmung ist auf dem Nullpunkt, ich fühle mich in diesen unzähligen wachen Stunden in der Nacht einfach nur einsam. Obwohl ich stets in die treuen Katzenaugen blicken darf. Ich schalte das Küchenradio ein und höre ein wunderschönes Lied: *Krieger des Lichts.* Der Text lässt mir Tränen in die Augen steigen; er weckt aber auch den Kämpfer in mir und vertreibt meine trüben Gedanken: *Seine Macht ist sein Glaube …, die größte Waffe ist sein Herz …, lasst uns aufstehen …* Genau diesen Zuspruch habe ich jetzt gebraucht.

Frohen Mutes gehe ich zurück in mein Bett und kuschele mich unter die Decke.

In der nächsten Nacht stehe ich wieder schlaflos auf und schleiche in die Küche. Wieder schalte ich das Radio ein und höre zu meiner großen Freude Musik, zu der ich vor zwei Jahren exzessiv tanzte. Mit meinen Fleece-Joggingsachen und den dicken Kuschelsocken schwinge ich nun in meiner Küche das Tanzbein. Ich schließe die Augen und fühle mich so lebendig und glücklich wie in der tollen Nacht von 2007. Tanzen ist von nun an meine Lieblingsmedizin gegen die Einsamkeit in der Nacht. Wie in Trance schleiche ich nachts in meine Küche und lasse mich von der Musik mitreißen. Mit geschlossenen Augen träume ich mich auf die besten Tanzflächen und spüre das pulsierende Leben in meinen Adern. Ich stelle mir vor, das kleine Schwarze zu tragen und meine langen Haare wie wild durch die Luft zu wirbeln. Das unbeschreibliche Glücksgefühl durchströmt den ganzen Körper und nährt meine Zuversicht, bald wieder real abzutanzen.

Ich beschließe, nach der letzten Chemo eine After-Chemo-Party zu feiern, nicht so dekadent mit Flusskrebsen und Champagner, aber mit vielen Leckereien, die ich dann endlich wieder essen kann. Ich möchte alle meine Freunde einladen, um mit mir den ersten Etappensieg auf meinem Weg zu begießen. Noch zweimal durch dieses Tal laufen, dann ist es endlich geschafft. Meine Sehnsucht nach dem vollen Leben ohne diese vielen Einschränkungen ist riesengroß. Mittlerweile bin ich ein wahrer Meister darin geworden, mich abzulenken. Ich genieße jede Zeile meiner Bücher, beschäftige mich mit stundenlangen süßen Tagträumen, plane immer wieder das kalte Büffet meiner wichtigen Party oder tanze ganz einfach in meiner Küche. Irgendwann wird es Frühling werden. Die bunten Blumen werden erwachen, das kraftvolle Grün wird in die Bäume schießen und meine Lebensgeister werden ebenfalls zurückkehren.

Um mir die Zeit bis zum Frühling zu versüßen, vereinbare ich noch einmal mit Rainer einen Fototermin. Wie zuvor bei Jo ist es ein berauschendes Gefühl, für einen kleinen Moment der Alltagswirklichkeit zu entfliehen. Zudem bin ich stolz auf meine Glatze und möchte diesen Lebensabschnitt gerne auf schönen Bildern festhalten. Rainer trägt seit Jahren auch eine Glatze, und so probieren wir an diesem Tag den neuen Selbstauslöser aus und der Fotograf schlüpft kurzzeitig mit in die Rolle des Models. Die Bilder gefallen mir außerordentlich gut. Ich finde, dass zwei Menschen mit kahlem Kopf schon eine enorme Wirkung haben. Aber eben keine traurige oder an Krankheit erinnernde Stimmung. Nein, ich empfinde Zuversicht und Lebensfreude, wenn ich die Bilder von uns betrachte. Zwei hübsche, freundliche Kahlköpfe.

Ich würde meine Glatze sogar gern mit einer kunstvoll verschnörkelten Tätowierung schmücken, doch diesen Wunsch darf ich mir nicht erfüllen. Die Ärzte raten wegen des veränderten Blutbildes dringend davon ab. Eine Infektion sei jetzt viel zu riskant. Ich bin ein wenig enttäuscht, kann aber die Begründung nachvollziehen. Es schwirren so schon genug Viren und Bakterien durch die warmen Räume im verflixt kalten Januar.

Leif fängt sich eine dicke Grippe ein und braucht besonders viel Trost und Nähe. Eric bekommt seltsame kleine rote Pickelchen am Kinn, was sich beim Hautarztbesuch als Gürtelrose herausstellt. Nun liegen wir alle drei in meinem Schlafzimmer, während meine Leukozyten einen Tiefstand von 1,1 erreicht haben. Damit ist mein Immunsystem praktisch wehrlos. Meine Hände sind ganz rau vom ständigen Desinfizieren. Eric liegt auf der Gästematratze vor meinem Bett, Leif liegt in meinem Bett und ich schlafe verkehrt herum, mit meinem Kopf am Fußteil, um die Ansteckungsgefahr ein wenig zu verringern. Nachts muss ich meine beiden weinenden Kinder trösten, und da mir gerade wieder die Kraft für meinen eigenen Körper fehlt, bete ich für bessere Zeiten. In solch zermürbenden Stunden in der Nacht fühle ich mich sehr allein, obwohl ich meine beiden Kinder im Arm halte. Es wäre einfach wohltuend, wenn mich auch mal jemand tröstend in seinen Armen halten würde. Ich werde mich jedoch nicht in melancholischen Gedanken verlieren! In meinen nächtlichen Tagträumen versetze ich mich einfach in eine bessere Zeit, die Zeit nach der Chemo, sie ist zum Greifen nah. Ich motiviere mich sehr oft mit positiven Bildern. So sehe ich mich nach einem anstrengenden Marathonlauf in die Zielgerade einlaufen. Um dem Traum einen kleinen Höhepunkt zu verpassen, stehe ich oben auf der Siegertreppe und halte einen großen goldenen Pokal in meinen Händen. Dieses Bild stelle ich mir seit Längerem immer häufiger vor. Das Ende der Chemo ist mein Pokal, ihn werde ich demnächst erringen. Was sind schon ein paar Wochen? Bald ist es geschafft. Never give up fighting!

Heinz-Werner bringt mich zur fünften Chemotherapie. Meine Blutwerte haben sich rasend schnell erholt, alles bleibt im Zeitplan. Der ist mir auch wichtig. Meine allerletzte Chemotherapie-Dosis wird am Aschermittwoch über den Port in meinen Körper laufen, dann ist alles vorbei, wie beim Karneval. Der Termin für die After-Chemo-Party steht ebenfalls fest, sechs Wochen nach der letzten Infusion. Das müsste zur Regeneration reichen. Ich sehne mir das Ende so sehr herbei, dass ich nicht bemerke, wie ungeduldig ich werde. Während die Infusionen einlaufen, schaue ich durch unsere Runde und stelle fest, dass ich im Vergleich zu meinen Mitstreiterinnen doch ziemlich angeschlagen bin von so heftigen Magen- und Speiseröhrenproblemen. Es bekommt jedoch auch keine mein Chemo-Schema und nicht jede hat von vornherein einen empfindlichen Magen. Selbst die einzige ältere Dame in unserem Kreis, die überhaupt nicht positiv über diese Therapie denkt, verträgt sie anscheinend besser und mit viel weniger Nebenwirkungen. Es sei den anderen gegönnt, und ich werde diese letzten zwei Chemos und die Wochen danach auch durchstehen. Jetzt bin ich viel routinierter, und ich weiß, dass ich Magen- und Darmkrämpfe nicht heldenhaft stundenlang ertragen muss, sondern mir ohne Scham Hilfe im Krankenhaus holen kann. Ich verjage meine trübseligen Gedanken und verfolge lieber wieder die spannenden Gespräche. Ich höre dieser gebildeten und belesenen Dame gegenüber liebend gern zu. Amüsant fand ich schon die erste Begegnung mit ihr, als sie ihren treusorgenden Mann gegen seinen Willen mit den Worten: »Du störst hier nur!« nach Hause schickte. Sie wollte mit uns allein sein, vermutlich weil es in unserer Chemo-Damenrunde keinerlei Tabus gibt. Ein Außenstehender würde uns vielleicht beim Aussprechen der manchmal bitteren Wahrheiten hemmen. Dieses Mal reden wir intensiv über den Umgang mit der Krankheit gegenüber den Kindern. Ich vertrete den Standpunkt, dass man mit Ehrlichkeit, natürlich altersgerecht formuliert, den besten Weg wählt. Ich wollte mich nicht vor meinen Kindern verstecken und schauspielern. Ich denke auch, dass Kinder ein Anrecht auf Wahrheit haben. Eine kleine Diskussion über Brustaufbau folgt, und dann bin ich mal wieder die erste, die sich verabschieden darf, da meine Infusionen durchgelaufen sind.

Mein Onkel liefert mich abends bei meinen Eltern ab. Nach kurzer Zeit setzen unerträgliche Magenkrämpfe ein. Über meine Ration an krampflösenden Dragees lachen die nur. Schon wieder ins Krankenhaus zur stationären Aufnahme will ich nicht. Mein Vater bringt mich trotzdem hin, und ich lasse mir einen Zugang legen. Nachdem ich erklärt habe, meine Infusion selbstständig anhängen zu können, bekomme ich diese glücklicherweise mit. Zu Hause bastelt mein Vater aus dem Deckenfluter und einem Kleiderbügel einen Infusionsständer und ich stöpsele mich an. Leicht benommen dusele ich selig ein.

Diese Tage nach der fünften Chemo bringen mich an meine Grenzen. Nachts finde ich, halb sitzend in meinem Bett, keine Ruhe. Der Marathonlauf ist hart, der Pokal erst einmal wieder nicht in Sicht. Ich kämpfe mich Stunde um Stunde weiter. Meine Gedanken befassen sich nur noch mit der Party und dem herbeigesehnten Sieg. Ich träume von leckerem und gesundem Essen, während ich mich von trockenem Weißbrot und lauwarmem Wasser ernähre. Mein Magen brennt, trotz doppelter bis dreifacher Ration an Magentabletten. Meine Speiseröhre ächzt. Um ihr, zumindest für einen kleinen Augenblick, eine kleine Verschnaufpause zu gönnen, trinke ich mit zugehaltener Nase die widerlich stumpf schmeckenden Tütchen.

Im Spiegel erkenne ich, dass mein Gesicht immer rundlicher wird. Schockiert stelle ich fest, dass einzelne Wimpern und Augenbrauenhärchen sich nun auch lösen. Am achten Tag bin ich morgens so schlapp, dass ich mich kaum aufrecht halten kann. Es muss aber einfach funktionieren, ich muss mich um die Jungs kümmern. Mit allerletzter Kraft schleppe ich mich in die Küche, decke den Frühstückstisch und wecke die Kinder. Als sie am Tisch sitzen, bekomme ich wieder so heftige Magenkrämpfe, dass mir schwarz vor Augen wird. Ich hangele mich an der Wand entlang zur Toilette und taumele anschließend nur noch in Leifs Bett. Nach einigen Minuten Verschnaufpause kämpfe ich mich erneut aus dem Bett und lege Eric und Leif ihre Kleidung aus dem Schrank. Die beiden sind ganz lieb und waschen sich ohne Aufforderung. Auch das Anziehen erfolgt ohne Streiterei und Ärger.

Die Kinder gehen los und ich bin heilfroh, dass ich nun weiterschlafen darf. Eigentlich ist es gut, dass ich mit den Jungs allein bin, denn so habe ich gar nicht die Möglichkeit, mich hängen zu lassen.

Am nächsten Tag liege ich mit tiefstem Blutdruck und finsterster Stimmung im Bett. An diesem Morgen kann ich einfach nicht mehr alles allein bewältigen. Therese kommt hoch und kümmert sich um die Kinder. Ich telefoniere mit Peter, der verspricht, um 14 Uhr zu mir zu kommen. Ich wünsche mir Fladenbrot, da ich seit Stunden an nichts anderes denken kann. Die Kinder spielen am Nachmittag begeistert Star Wars und mir ist jedes Geräusch zu anstrengend. Mein Blick fällt ständig auf die Uhr, doch Peter kommt nicht. Ich bin nicht mal mehr in der Lage, die Kinder um Ruhe zu bitten. Ich habe das Gefühl, innen zu verbrennen, und frage mich, wo meine Rettung bleibt. Peter kommt zweieinhalb Stunden später, ohne Fladenbrot. Da kann ich nicht länger an mich halten und bekomme einen hysterischen Anfall. Ich schreie ihn an und beschimpfe ihn. Dann muss ich bitterlich weinen. Ich entschuldige mich für mein Verhalten und Peter bleibt ruhig. Ich hätte das Recht, ihm alles, was ich wolle, an den Kopf zu werfen, er hätte es verdient, sagt er. Doch Beschuldigungen liegen mir fern, ich habe einfach keine Kraft mehr und bin entsetzlich verzweifelt, dass kein Fladenbrot da ist. Das mitgebrachte Ciabatta und das Baguette sind einfach viel zu hart und scharf für meinen wunden Mund. Aber während Peter mir das weiche Innere des Brotes von der Kruste trennt, kann ich bereits wieder lachen. Er bleibt noch eine Weile an meinem Bett sitzen und streichelt mir über den Kopf. Dann sammelt er die Kinder samt Schlafsachen ein und die drei lassen mir meine Ruhe. Die nächsten zehn Stunden verharre ich in absoluter Stille, wach im Bett. Manchmal ist das Brennen in mir so heiß und die Minuten schleichen in Zeitlupe dahin, dass sich einfach ein Ventil öffnet und ich kleine Bäche weine. In der Nacht vegetiere ich nur noch so vor mich hin. Ich spüre, dass ich kochend heiß und schweißgebadet bin. Ich kenne die Gefahr des Fiebers, es ist also Alarmstufe Rot, doch in meinem Zustand finde ich nicht genug Kraft, um jemanden anzurufen. Ich bin zu schwach, um das Telefon zu greifen, eine Taste zu drücken oder gar ein Wort über die Lippen zu bringen. Ich ächze und stöhne und winde mich vor Knochenschmerzen. Mein bisheriges Leben läuft wie in einem Film vor mir ab. Alles relativiert sich. Wirklich scheißegal, welches Auto vor meiner Tür steht, wie der Stand meines Kontos ist, ob ich die neueste Technik besitze. Es hat keinerlei Bedeutung für mich. Unendlich wichtig sind jedoch meine Erinnerungen an meine unbeschwerte und fröhliche Kindheit. Der Spaß auf einmaligen Partys, das gemeinsame Abtanzen mit den Mädels, das Lachen mit Freunden und vor allem die dankbare Zuneigung meiner Kinder, wenn ich sie zum Beispiel tröstend im Arm halte. All diese menschlichen Erlebnisse helfen mir jetzt zu überleben. Warum richtet man seine Aufmerksamkeit im Alltag nicht viel stärker auf diese wichtigen Dinge im Leben? Mir fällt kein triftiger Grund ein, doch das Philosophieren über den Sinn des Lebens fällt mir zu schwer, ich schalte völlig ab. Nach zwanzig Minuten, die sich wie acht Stunden anfühlen, werde ich wieder wach, damit ich mich weiter mit den dröhnenden Schmerzen und dem heißen Kopf auseinandersetzen kann. Will diese Nacht denn gar kein Ende nehmen?

Der nächste Tag wird besser. Meine Schwiegermutter Therese kommt zu mir, guckt nach dem Rechten und setzt sich zu mir ans Bett, um mich ein wenig zu unterhalten. Selbst Uroma Christa steigt die vielen Stufen zu meinem Schlafzimmer hinauf und bringt mir ein Glas mit frischem lauwarmem Wasser. Anja besucht mich und versorgt mich mit zwei Tüten mit Pizzabrötchen. Ich hätte mir nie vorstellen können, dass ich mich mal so über diese kleinen Brötchen freuen kann. Sie bleibt noch einige Zeit bei mir sitzen und erzählt mir von ihrem Alltag, um mich etwas abzulenken.

Etwas Sorge bereitet mir meine Kurzatmigkeit, aber der Glaube an meinen Körper ist stärker. Die Zellen werden die Regeneration schon pünktlich schaffen. Der Termin der letzten Chemo darf einfach nicht verschoben werden, diese Art der Planänderung passt nicht in meinen Dickkopf. Anscheinend angetrieben von meiner Sehnsucht, einen korrekten Therapieabschluss zu machen, klettern die Blutwerte tatsächlich wieder in einen akzeptablen Bereich. Mein Körper fühlt sich jedoch ganz schön ausgepowert an, nicht zu vergleichen mit dem Zustand nach der ersten oder zweiten Chemo. Ich habe über die Wochen Substanz gelassen. Weil mein Körper zu viel Flüssigkeit einlagert, werden die Hosen immer enger. Alles fühlt sich so viel schwerfälliger an. Meine Beine sind schwer wie Blei geworden, und ich muss ständig Erholungsphasen in meinen Alltag einbauen. Mittagessen kochen und wieder ab aufs Sofa. Eine Stunde bügeln und wieder hinlegen. Ich nehme es hin und gestatte es meinem Körper.

Es ist unglaublich, der 17. Februar 2010 ist da, mein großer Tag ist endlich gekommen. Heute wird zum allerletzten Mal die Chemo in meinen Körper laufen. Meine Mutter hat mir einen griechischen Napfkuchen gebacken, denn heute werde ich den Frauen einen ausgeben. Heute darf ich mit ihnen feiern. Ich bin gerührt, als die Schwester die Nadel in den Port sticht. Alle anderen Frauen freuen sich mit mir. Ich beiße in mein Kuchenstück und versuche mich daran zu erinnern, wie er früher immer schmeckte. Einige Fotos meines Glatzenshootings habe ich mitgebracht und zeige den Frauen meine Bilder. Ich ernte viel Beifall und Anerkennung für meine Idee und meinen Mut. Die Ärztin, die uns betreut, ist ebenfalls beeindruckt von den Bildern. Auch mit Glatze kann man sehr weiblich und attraktiv sein. Ich bin so stolz und fühle mich unendlich glücklich. Ich schenke ihr meine Bilder, damit sie vielleicht auch anderen Patientinnen damit Mut machen kann. Mit meinen zwei Wirkstoffen bin ich auch die erste, die fertig ist. Mit einem breiten Lächeln verabschiede ich mich von der Schwester, die mich so wunderbar betreut hat, von der tollen Ärztin und von all meinen Mitstreiterinnen, die mein Mitgefühl haben, da sie noch einige Male bis zum Ende der Therapie vor sich haben. Jubelnd gehe ich zu meinen Eltern, die sich ebenfalls mit mir freuen. Die höchste

Hürde in meinem Leben ist genommen. Ich bin unendlich erleichtert und stolz, die Chemo abgearbeitet zu haben. Ich nehme mir vor, die nächsten drei Wochen ganz gelassen über mich ergehen zu lassen, denn ich fühle mich entspannt und federleicht. Die körperlichen Schmerzen werden mich nicht aus der Bahn werfen. Alle meine Freunde gratulieren mir an diesem Abend zu meinem Sieg. Bei so mancher SMS laufen mir Freudentränen die Wange herunter, das Mitgefühl meiner Freunde tut so gut.

Nach einer hellwachen, schlaflosen Nacht liege ich am nächsten Morgen auf der Couch meiner Eltern und lasse mich vom Frühstücksfernsehen berieseln. Überrascht stelle ich fest, dass das Thema Brustkrebs behandelt wird. Sofort versammeln wir drei uns vor dem Fernseher und lauschen gespannt. Annette Rexrodt von Fircks ist als Bestsellerautorin Studiogast und berichtet von ihrer Erfahrung mit dem Brustkrebs, der bei ihr im Alter von 35 Jahren, als dreifache Mutter, in einem fortgeschrittenen Stadium diagnostiziert wurde. Sie stellt ihr neues Buch *Dem Krebs davonleben* vor und erklärt einige ihrer Methoden, wie zum Beispiel das Ölziehen, für ein gesundes Leben. Ich bin völlig hypnotisiert von ihrer Ausstrahlung und ihren Erfahrungen, von denen sie so wunderbar erzählen kann. Das ist ein Schicksalswink für mich. An diesem Tag kann ich es kaum erwarten, nach Hause an meinen PC zu kommen, um alles über diese beeindruckende Frau zu recherchieren. Besonders interessiert mich ihre Stiftung und ihr Modellprojekt *Gemeinsam gesund werden.* In

Grömitz an der Ostsee haben an Brustkrebs erkrankte Mütter die Chance, zusammen mit ihren Kindern eine Reha zu machen. Das wäre auch für mich und die Jungs die ideale Lösung. Ich würde Eric und Leif nach allem, was sie durchgemacht haben, keine drei Wochen allein lassen. Wenngleich mir bereits viele mit dem gutgemeinten Ratschlag im Ohr liegen, ich müsse jetzt nur an mich denken und allein zur Reha fahren. Mit der Sorge um die Kinder könnte ich niemals meine Ruhe finden und meine Kur genießen. Ich denke, dass auch die Kinder aufgefangen werden müssen, denn sie haben die Nebenwirkungen der Chemo hautnah miterlebt. Sie sollen die Chance erhalten, ihre Ängste um die Mama verarbeiten zu können. Merkwürdig, dass ich erst zum Ende meiner Chemotherapie zufällig auf dieses Projekt aufmerksam werde. Ich schreibe gleich eine E-Mail an die Klinik und bitte um weitere Informationen. Das wäre ein Traum, würden wir drei dort einen Platz bekommen.

Die letzte Chemo fordert ihren Tribut. Nun verliere ich alle Wimpern und auch meine Augenbrauen. Mein Gesicht ist kugelrund und meine Beine laufen voll Wasser. Ich bin so kurzatmig geworden, dass ich mich häufig wie eine Neunzigjährige fühle. Mit meinem klaren Kopf bleibe ich trotz allem aber wunderbar gelassen. Nur noch ein wenig Geduld, und mir wird es sehr bald wieder besser gehen. Es wird keine neue Dosis mehr draufgepackt, die Strahlentherapie wird ein Kinderspiel gegen die Chemo sein. Der härteste Teil meines Therapieweges liegt hinter mir. Je näher jedoch der achte Tag rückt, desto kraftloser werde ich. Dieses Mal habe ich mich schon im Vorfeld um die Betreuung der Kinder gekümmert und versuche nicht wieder, alles alleine hinzubekommen. Geduldig warte ich auf diesen achten und neunten Tag im Bett, um dann endlich wieder zu Kräften zu gelangen. Diese achtundvierzig Stunden werden irgendwann ein Ende haben und so übe ich mich in Gelassenheit. Überhaupt fühlt sich dieses entspannt ruhige Lebensgefühl wunderbar an. Mein Konto sieht nach all den Monaten mit 500 Euro Krankengeld erschreckender aus als jemals zuvor, doch zermartere ich mir deswegen nicht mehr pausenlos den Kopf. Meine Situation als alleinerziehende Mutter hat mich schon öfter vor schwer lösbare Aufgaben gestellt, doch ich bin zuversichtlich, dass es für alles eine Lösung gibt. Sorgen über Bord werfen, den Duft der Frühlingsblumen riechen, einen Latte macchiato mit der Freundin trinken, sich am Lachen der Kinder erfreuen – das sind doch die Momente wahren Lebens.

Ich liege fast drei Tage komplett flach, die Stunden kommen mir wie eine halbe Ewigkeit vor. Immer und immer wieder plane ich das kalte Buffet meiner After-Chemo-Party durch. Ich träume von heißen Küssen und warmer Sonne auf der Haut. Es ist eine ordentliche Geduldsprobe, so allein und leidend im Bett auszuharren. Meine eigene Schuld, wenn ich keinen bitte, mir Gesellschaft zu leisten. Wahrscheinlich meinen meine Freunde und meine Eltern, dass ich Ruhe brauche? Dabei bin ich dankbar über jeden Besuch und jedes gesprochene Wort. Vielleicht muss man einige Wege im Leben eben alleine gehen? Vielleicht ist die Chemo mein

Jakobsweg? Bestimmte Aufgaben kann einem wohl keiner abnehmen. Diese lange Stille bringt mich auf jeden Fall extrem nah zu mir selbst. Nie zuvor hatte ich so viel Zeit, mir Gedanken über mein Leben zu machen. Nie wieder möchte ich so unachtsam funktionieren und mein Leben unbewusst an mir vorbeirauschen lassen. Nie wieder mein Lachen verlieren.

Während ich ganz langsam wieder zu Kräften komme, lese ich das Buch von Andrea Sixt *Noch einmal lieben*. Der Titel allein spricht mir schon aus der Seele. Ich wünsche mir so unendlich stark, noch einmal aus vollem Herzen zu lieben. Ich möchte das Kribbeln im Bauch spüren, küssen ohne Luft zu holen und einfach grenzenlos lieben und geliebt werden. Ich habe meinen Mut und meine Hoffnung, eine neue Liebe zu finden, noch nicht verloren. In dieser Nacht kann ich das Buch gar nicht aus der Hand legen und hänge daran bis zur letzten Zeile. Ein riesengroßes Wasserglas und trockenes Toastbrot stehen am Bett, doch ich verschlinge lieber Seite um Seite des Buches. Ein wahrer Energiefluss durchströmt meinen Körper, ich bekomme eine Gänsehaut nach der anderen. Ich fühle mich so überaus glücklich, die Chance zu haben, in die Welt hinauszugehen und zu lieben. Ich bin wie elektrisiert und bekomme in dieser Nacht kein Auge zu. Sicher kann man nicht einfach auf Bestellung einen Mann finden, der passt, aber auch die Autorin musste zunächst mehrere Frösche küssen. Einmal wird einfach der Richtige vor mir stehen.

Ich bin mit Mr. Big in der City verabredet, da ich mir gern ein neues Oberteil für meine große After-Chemo-Party gönnen möchte. Meine Beine sind leider so dick geschwollen, dass ich in keine Hose passe. Ich quetsche mich mühselig in einen schwarzen Rock und versuche, mit Schminke das Beste aus meinem Mondgesicht herauszuholen. Die geplante Shoppingtour verläuft jedoch nicht gerade erfolgreich. Jeder Schritt ist anstrengend, ich spüre eine Zentnerlast an jedem Bein. Da mein Portemonnaie mir ebenfalls keine großen Sprünge ermöglicht, fahre ich etwas enttäuscht und völlig erschöpft mit einem lila Shirtkleid heim.

Nach einem Arztbesuch bekomme ich nun Wassertabletten gegen meine Elefantenbeine, Lymphdrainagen und auch einige Massagen gegen meine verflixten Rückenschmerzen. Meine Schulterblätter nehmen mir die dauernde Schonhaltung wegen des Feuers im Magen doch sehr übel. Die Massagen muss ich im Sitzen bekommen, da eine entspannte Bauchlage wegen der Brust ausfällt. Doch auch so stellt sich blitzschnell ein Hochgenuss ein, als mich die warmen Hände berühren. Ich merke, wie sehr ich wohltuenden Körperkontakt vermisse. Die zwanzig Minuten sind leider viel zu schnell um. Eigentlich traurig, dass ich mir meine Streicheleinheiten jetzt auf Rezept holen muss.

Bei meinen Recherchen im Internet finde ich eine geplante Lesung von Annette Rexrodt von Fircks in Schwerte. Da muss ich unbedingt hin. Diese tolle Frau möchte ich gern live erleben. Voller Vorfreude fahre ich am 18. März nachmittags ins Marienkrankenhaus. Vor der Lesung steht noch eine außergewöhnliche Modenschau auf dem Programm. Männer sind nicht anwesend, als zwei Frauen wunderschöne Wäsche präsentieren. Die beiden besitzen bestimmt keine typischen

Modelmaße, doch strahlen sie eine unglaubliche Schönheit aus. Ich bin fasziniert, mit welcher Anmut sie vor uns auftreten. Die Zwei haben jeweils nur noch eine Brust, aber das sieht man bei der erstklassigen Wäsche überhaupt nicht. Gegen Ende der Präsentation lüftet eine der Frauen ihren BH und zeigt voller Stolz ihre Prothese, wahlweise mit oder ohne Brustwarze. Diese Offenheit finde ich beeindruckend. Ich spüre Vertrauen und Zuspruch, hier unter Gleichgesinnten. Nach einer kurzen Pause geht es im Nachbarraum weiter. Ungeduldig wippe ich mit den Füßen, ich kann es kaum erwarten, endlich der Lesung zu lauschen. Annette Rexrodt von Fircks betritt den Raum, und nach einer kurzen Vorstellung durch den Veranstalter geht es los.

Mucksmäuschenstill sitzen die Zuhörer auf ihren Plätzen und verfolgen gebannt ihre Worte. Sie schildert ihre Erfahrungen während der Therapiezeit, aber auch ihren Weg nach allen Therapien. Wenn ich so in die Runde der Zuhörer blicke, entdecke ich mehrere Frauen, die sich heimlich die eine oder andere Träne wegwischen. Die Erinnerung an eine harte Zeit fällt nicht immer leicht. Das Thema Ölziehen findet meine besondere Aufmerksamkeit, aber auch die anderen Themen sind interessant und wichtig. Sport, Ernährung und die Achtsamkeit mit sich selbst sind auch bei ihr wichtige Grundbausteine. Frau Rexrodt hat eine Ausstrahlung, dass ich ihr noch stundenlang zuhören könnte, doch leider ist die Zeit um. Ich bin so neugierig auf ihr Buch *Dem Krebs davonleben*, dass ich es mir kaufe. Ich bin stolz auf mich, dass ich gelernt habe, mir etwas Gutes zu gönnen, auch wenn das

Konto schreit, denn noch vor zwei Jahren hätte ich zumindest ein paar Tage darüber nachgedacht, ob ich es mir wirklich leisten soll. Es fühlt sich gut an, an sich selbst zu denken. Ich stelle mich ans Ende der Warteschlange und lasse es von der Autorin signieren. Sie schreibt: »Für Anna, Leben ist, wenn man seinen vermeintlichen Fügungen so manchmal widerspricht!« Wie passend. Ich fühle mich beschwingt und verlasse mit einem glücklichen Lächeln das Krankenhaus. Ihre über Jahre gesammelten Erfahrungen und Recherchen sind für mich ein riesiger Schatz. Als ich heimfahre, fühle ich mich so reich, als hätte ich einen Koffer voll Gold.

Einige Tage später, am Mittwochmorgen, habe ich den Termin für das Vorgespräch in der Strahlentherapie-Abteilung. Genau in der Woche vor meiner großen Party bekomme ich den Termin fürs CT, eine Computertomographie, und ein paar Tage später für den Simulator. Das Prozedere kenne ich noch zur Genüge aus meiner Ausbildung, und so mache ich mir keine Gedanken zur Strahlentherapie. Ich weiß, dass es im Vergleich zur Chemo ein Spaziergang werden wird. Um neun Uhr sitze ich im Wartezimmer der Computertomographie. Fühlt sich seltsam an, denn normalerweise schreibe ich doch die CT-Untersuchungen. Egal, jetzt stehe ich eben auf der anderen Seite. Ich ziehe meinen Sport-BH aus und lasse mein wärmendes Unterhemd an. Recht forsch werde ich sofort darauf aufmerksam gemacht, dass ich den Oberkörper komplett frei machen muss. Das ist also anders, denn meine Patienten dürfen für die Untersuchung ihr Unterhemd anlassen. Dass ich hier aber zur Planung bemalt werde, habe ich nicht bedacht. Leicht mulmig ist mir nun doch zumute, in mir lauert die Furcht vor einem neuen Befund. Ich begrüße die Angst, sage ihr, dass sie nützlich sei, wenn sie mich vor schlimmen Dingen warnen möchte, doch dass sie sich nun wieder verabschieden kann und gehen soll. Mit dieser Taktik fahre ich am besten, habe ich für mich festgestellt. Ich akzeptiere, dass die Angst mich hin und wieder aufsucht, doch mache ich ihr schnell deutlich, dass sie ein ungebetener Gast ist. Meistens hilft mir eine kleine Bestandsaufnahme vom Hier und Jetzt, denn die ängstlichen Gedanken beziehen sich meist auf die ungewisse Zukunft. Doch ich lebe in der Gegenwart, und nur das zählt.

Es geht alles ganz rasch. Nach gefühlten drei Sekunden bekomme ich auch schon mein Fadenkreuz auf beide Seiten gemalt und darf wieder nach Hause fahren. Auf den Simulatortermin freue ich mich. Neugierig gucke ich auf jeden Handgriff der MTR, der medizinisch-technischen Radiologie-Assistentin. Ich staune nicht schlecht, da hat sich in den letzten Jahren aber Einiges weiterentwickelt. Die Ärztin nimmt sich sehr lange Zeit für mich und erklärt mir selbst das kleinste technische Detail. Ich studiere meinen Plan und bin mit dem Isodosenverlauf einverstanden. Nun ist das Bestrahlungsfeld auf meiner Haut mit dickem Filzstift markiert. Nebenbei unterhalte ich mich mit der Ärztin über ein Buch. Es handelt von einem Arzt, der per Zufallsbefund von seinem Gehirntumor erfährt. Ich bin so gespannt auf seine Geschichte, dass ich mir *Das Antikrebsbuch* von David Servan-Schreiber noch am selben Abend im Internet bestelle.

After-Chemo-Party

Endlich ist der 27. März. Der Tag, von dem ich so lange geträumt habe, ist endlich da! Heute Abend steigt die große After-Chemo-Party. Schon morgens schiebe ich ein paar kleine Möbel um, damit alle Gäste genügend Platz finden. Ich besorge noch schnell Fladenbrot und grübele, ob ich das neue lila Kleid trotz meiner Wassereinlagerungen wagen soll. Während der ersten Rechtskurve im Auto fällt plötzlich ein Fingernagel ab. Ich schüttele mich, wie ekelig ist das denn? Gott sei es gedankt, tut es aber gar nicht weh. Muss das jetzt noch sein? Die Chemo ist doch beendet! Zu Hause angekommen, klebe ich schnell ein Pflaster über die seltsam kahle Fingerkuppe.

Etwas traurig stimmt es mich, dass Mr. Big nicht zu meiner Party kommen wird, da er so eine wichtige Person für mich in dieser schweren Zeit war. Wahrscheinlich weiß er gar nicht, wie hoch mich seine Küsse und die unbeschreiblich süßen SMS getragen haben. Doch heute werde ich mit all meinen Freunden feiern und bestimmt kein Trübsal blasen. Peter mag ebenfalls nicht kommen, da er sich dabei nicht wohlfühlen würde. Pritsch ist leider bereits auf einer anderen Feier eingeladen, und so werden drei geladene Gäste nicht erscheinen. Das lila Kleid hat das Rennen gemacht, heute soll es richtig krachen, auch farblich. Ich setze sogar meine Perücke auf und versuche, so gut es geht, mit Schminke meine nun fehlenden

Wimpern und Augenbrauen zu ersetzen. Im Laufe des Tages habe ich neun Fingernägel verloren, ausgerechnet an meinem wichtigen Tag. Bis auf einen Finger muss ich jede Kuppe tapen. Dass die Feldmarkierung hin und wieder an meinem Ausschnitt zum Vorschein kommt, stört mich nicht weiter, denn sie ist ebenfalls in Lila aufgemalt. Passt ja. Die Jungs sind unendlich aufgeregt, denn auch sie freuen sich, mit Maximilian, Paul und Max den Abschluss der kräftezehrenden Zeit mit Cola zu begießen. Nach neunzehn Uhr klingelt es, hurra! Meine ersten Gäste erscheinen. Meine Eltern bringen ein ganzes Tablett mit kleinen Schnitzeln mit und halten ein riesiges Geschenk in den Händen. Eine große Türmatte mit der Aufschrift: *Carpe diem!* Genial, das ist perfekt. In den folgenden Minuten stehen immer mehr Freunde gleichzeitig vor der Tür, es wird richtig wuselig. Ich bekomme eine bildhübsche Orchidee, ein Olivenbäumchen, einen silbernen Glücksklee-Anhänger, einen süßen Schlüsselanhänger und diverse andere Überraschungen geschenkt. Doch vor allem aber bekomme ich das Gefühl wahrer Zuneigung von meinen Freunden vermittelt. Alle freuen sich mit mir, dass ich diesen langen Teil des Weges hinter mich gebracht habe. Ich könnte vor lauter Glück an die Decke springen. Die Pfirsichbowle schmeckt, und der Schichtsalat erst! Eine unfassbare Freude, das Essen zu genießen. Wie herrlich das Leben ist. Nach einiger Zeit laufe ich am Spiegel vorbei und erschrecke wieder vor dieser fremden Frau. Ich nehme meine Perücke ab und setze lieber meine Mütze auf, so kann ich viel besser feiern, so wie ich bin. Zu späterer Stunde macht mein künstliches Haarteil dann noch die Runde und besonders Onkel Oli sieht damit zum Schreien komisch aus. Etwas zerknirscht stelle ich fest, dass meine Kondition noch nicht vollkommen wiederhergestellt ist. Meine Knöchel schwellen an. Die Waden spannen und so befreie ich mich aus den türkisfarbenen Leggins und den hohen Schuhen und wechsele zu weiter Hose und bequemen Ballerinas. Irgendwann in der Nacht plant der harte Kern noch eine Tour in die City, und ich bin traurig, dass ich viel zu schlapp zum Mitkommen bin. Mein Körper ist einfach noch nicht so weit. Wird schon wieder. Bloß nicht melancholisch werden an diesem besonderen Tag. Mit den Gedanken an meine wunderbare Party schlafe ich schließlich, wenn auch wieder alleine, glückselig ein.

Montagmorgen neun Uhr zehn fährt das Taxi vor, um mich abzuholen. Mit dem bunten Jutebeutel inklusive Sonnenblumenhandtuch und Buch steige ich ein. Seltsamerweise freue ich mich richtig auf die Bestrahlung. Im Wartezimmer entspanne ich erst einige Minuten vor dem riesigen Aquarium, in dem auch Nemo und Dori schwimmen, bevor ich meinen neuen Schatz *Dem Krebs davonleben* aufschlage.

Nach wenigen Minuten werde ich aufgerufen und gehe in die Kabine. Mit freiem Oberkörper darf ich zum Linearbeschleuniger durchgehen. Die medizinisch-technischen Assistentinnen stellen routiniert die erste Feldmarkierung ein. Es kann losgehen. Ich schließe meine Augen und erkläre meinem Körper, dass nun unsere Freundin, die Bestrahlung kommt. Die Strahlen helfen und unterstützen uns, keine Anarchozellen zuzulassen, und eigene gute Zellen werden sich wieder regenerieren. Während der kurzen Unterbrechungen öffne ich meine Augen und beobachte den schwenkenden Arm und den sich drehenden Kollimator, bevor ich mit der nächsten Einstellung die Augen erneut schließe. Ich träume von wohltuenden, warmen Sonnenstrahlen am Strand. Weit weg kann ich mich nicht träumen, da die Bestrahlungszeit sehr kurz ist. Im Handumdrehen darf ich wieder aufstehen und nach Hause. Obwohl ich nach der ersten Bestrahlung nichts merke, lege ich mich eine halbe Stunde aufs Sofa und höre meine Entspannungskassette. Die Zeit werde ich mir nehmen, bevor ich zum Mittagessenkochen durchstarte. Diesen wahren Luxus, Zeit für Ruhe und Entspannung zu haben, weiß ich jetzt sehr zu schätzen.

Ich nehme nun jeden Morgen als erstes meine rosa Schlafmütze ab, um nach den ersehnten neuen Haaren Ausschau zu halten. Ein kleiner unregelmäßiger Flaum ist bereits zu sehen, aber leider noch nicht mehr. Gestern habe ich mir endlich kaltgepresstes Sonnenblumenöl gekauft, damit ich das Ölziehen auch ausprobieren kann. Ich nehme zunächst nur einen kleinen Teelöffel voll und es kostet mich doch Überwindung, das Öl in den Mund zu nehmen. Lange schaffe ich es noch nicht, es im Mund hin und her zu quetschen. Doch es ist ein Anfang. Stolz trage ich den ersten Tag im Kalender ein. Nachdem Eric zur Schule losgegangen ist, bringe ich Leif in den Kindergarten. Der kleine Spaziergang tut mir gut, und ich überlege, wie ich am besten regelmäßiges Ausdauertraining in meinen Alltag einbaue. Gerade zu Hause angekommen, kann ich schnell den bunten Jutebeutel schnappen, denn das Taxi fährt vor. Die nächsten Wochen werde ich immer zur gleichen Zeit zu meiner Bestrahlung abgeholt. Ich genieße diese Tage und spüre unendliche Dankbarkeit während der abklingenden Nebenwirkungen der Chemo. Mein Magen ist jedoch noch ziemlich angegriffen, und ich warte ungeduldig darauf, endlich meine Ernährung auf viel Gemüse und Obst umstellen zu können. Momentan habe ich Heißhunger auf Cashewkerne und kann nicht eher aufzuhören zu essen, bis die gesamte Dose leer ist. Manchmal fahre ich wie eine Süchtige zum Supermarkt, um mir eine neue Dose zu besorgen. Seltsam, aber mein Körper zeigt so wohl seine Bedürfnisse an. Braucht er das Salz oder die Fette? Dagegen bezahle ich meine Heißhungerattacke auf Birne mit stundenlangen Magenkrämpfen. So steige ich doch noch mal auf fruchtige Babygläschen um. Ingwerwasser vertrage ich auch noch nicht, lediglich Curcuma im Essen toleriert mein Verdauungssystem. Ich muss mich halt ein wenig mehr in Geduld üben. Hübsch eins nach dem anderen und nicht alles auf einmal. Die Wassereinlagerungen sind recht hartnäckig, nur die regelmäßigen Lymphdrainagen verschaffen mir Linderung. Irgendwie hatte ich mir vorher gar nicht so viel Gedanken über die Zeit nach der Chemo gemacht. Mein Körper benötigt aber doch etwas mehr Zeit zur Regeneration, als ich erwartet habe.

Auch die anhaltende finanzielle Schieflage wird mir jeden Morgen unmittelbar vor Augen geführt, wenn ich die große Wasserpfütze am Boden entdecke. Unsere Therme leckt und auch der Versuch, sie provisorisch mit eingefüllten Spezialmitteln abzudichten, hilft nicht lang. Ohne warmes Wasser sieht es ganz schön schlecht aus. Vielleicht muss ich mit den Kindern zu meinen Eltern ziehen für eine Weile? Noch habe ich nicht die leiseste Idee für eine Lösung.

Am 11. April bin ich ziemlich aufgeregt, wir feiern Erics Kommunion. Monatelang habe ich für diesen Tag gespart, da Eric nur einen Wunsch für seine Kommunionsfeier hat: Er möchte so gerne im chinesischen Restaurant feiern. Die Preise dort halten sich glücklicherweise im Rahmen, und wir können sogar unseren eigenen Kuchen mitbringen. Ich steige morgens in meinen Tigerrock, in die schwarzen hohen Schuhe und fühle mich recht gut. Die getapten Fingerkuppen und die Glatze halten mich nicht davon ab, mein Spiegelbild anzulächeln. Ich habe Eric vorher gefragt, ob ich für ihn lieber die Perücke tragen soll. Er ist jedoch der Ansicht, dass es allein meine Entscheidung sein sollte und er mich mit Mütze genauso hübsch findet. Ich darf auch an seinem besonderen Tag ganz ich selbst sein und freue mich über seine Einstellung. Ich erinnere mich an meine Einschulung, zu der meine Mutter Schwarz trug, da mein Opa kurz vorher gestorben war. Mich hatte das als Kind gestört, obwohl ich aus heutiger Sicht natürlich sage, dass es ihr gutes Recht war.

Es ist eisig kalt, und die Mädchen in ihren dünnen weißen Kleidern, teils mit kurzen Ärmeln, haben mein volles Mitgefühl. Nach der Kirche fahren wir mit Peter noch auf einen Kaffee nach Hause, bevor wir zum Chinesen aufbrechen. Seit

Tagen träume ich von dem köstlichen Buffet und freue mich darauf, mit unseren Lieben das Essen zu genießen. Es stimmt mich sehr zufrieden, dass diese Feier so wunderbar gelingt. Alles fühlt sich wieder wie ein normales Leben an. Nur am Abend freue ich mich auf mein Bett und bin froh, meine Füße von hochhackigen Schuhen zu befreien.

Am nächsten Tag hat uns der Alltag wieder. Nach der zweiten Woche Bestrahlung fühle ich mich recht müde, und aus meiner Angewohnheit, im Anschluss an die Behandlung auszuruhen, ist nun eine Notwendigkeit geworden. Das Rauschen der Wellen auf meiner Entspannungskassette entführt mich an einen warmen Strand mit duftender Meeresbrise. Ich nehme einige tiefe Atemzüge und fühle mich gestärkt. Entspannt kann ich mich nun dem Mittagessen widmen. Das Küchenradio dröhnt und ich schäle die Kartoffeln im Takt. Bei einigen Song-Highlights drehe ich auch große Pirouetten im Esszimmer und freue mich einfach des Lebens. Ich hab unglaublich gute Laune.

Wir bekommen Post aus der Ostseedeich-Klinik, und ich nehme die Formulare am nächsten Tag mit zur Strahlentherapie. Die Ärztin verspricht sie auszufüllen. Würden wir drei dort einen Platz zur Reha bekommen, würde ich übersprudeln vor Glück. Im Internet habe ich viel über dieses geniale Projekt gelesen. Ich glaube zwar, dass Eric und Leif die Zeit gut überstanden haben, und ich habe auch keine Auffälligkeiten in ihrem Verhalten bemerkt, dennoch werden drei Wochen unter Gleichgesinnten, mit professioneller Betreuung, und das noch am Meer, auch für sie bestimmt sehr wertvoll sein. Für mich ist allein die Vorstellung, dreißig andere Mütter zu treffen, die ebenfalls an Brustkrebs erkrankten und in der gleichen Situation stecken, faszinierend. Ich hoffe, es wird gelingen.

Völlig überraschend bekomme ich Hilfe von einem Verein angeboten, der soziale und kulturelle Projekte unterstützt und sich für hilfsbedürftige Menschen engagiert. Wenn ich eine neue Therme einbauen lasse, übernehmen sie gut die Hälfte der Rechnung. Mit der anderen Hälfte häufe ich noch mehr auf den roten Zahlenberg des Geschäftskontos. Ich bin sehr dankbar, dass es so aufmerksame Menschen in meinem Umfeld gibt, die mir diese Hilfe vermittelten. Wunderbar, wir können in unserer Wohnung bleiben, da die Warmwasserversorgung nun gewährleistet ist. Nach jeder genommenen Hürde fühle ich mich sehr viel besser. Ich weiß, ich habe sie nicht allein bezwungen, doch ich habe sie hinter mir gelassen.

Ganz langsam wird der Flaum auf meinem Kopf dichter und ein brauner Schatten bedeckt meine Glatze. Die Haare wachsen ziemlich unregelmäßig und auch noch sehr licht. Ich registriere seit einigen Tagen vermehrt Hitzewallungen und Unruhe. Jetzt weiß ich, wie sich die Frauen in der Klinik in Düsseldorf fühlten, die teilweise schon mit Fächer und Taschentuch bei der Chemo saßen. Mein Zyklus befindet sich immer noch im Stillstand, und so spielt mein Körper wohl gerade die Wechseljahre durch. Es ist eigentlich ganz angenehm, nicht mehr zu bluten.

An einem Morgen ist herrliches Wetter, die Sonne lacht mir ins Gesicht. Während ich im Taxi mit der Fahrerin rede, erfasst mich plötzlich eine heftige Hitzewallung von den Zehenspitzen bis zum Kopf. Ich habe das Gefühl, seit Stunden in der Sauna zu sitzen und nach Luft zu ringen. Ich versuche mich zu entspannen und mir zu sagen, dass die Hitze gleich wieder vorüber sein wird, doch ich komme nicht umhin, mir meine Mütze vom Kopf zu reißen. Die Fahrerin guckt mich verwundert an und meint, kurze Haare würden mir stehen. Ja, die Glatze war ja auch für mich immer okay, aber dieser unregelmäßige Wuchs erinnert mich an ein gerupftes Huhn. Kurz vorm Aussteigen setze ich meine Mütze lieber wieder auf.

Die Tage vergehen schnell. Der Vormittag ist ausgefüllt, dann gibt es Mittagessen und Hausaufgaben mit den Kindern, nachmittags genieße ich meine Massagen oder Lymphdrainagen. Es sind nun nur noch sieben Bestrahlungen mit den jetzigen Bestrahlungsfeldern, bevor auf ein kleines Feld umgestellt wird. Die Haut ist schon ganz schön rot und die Brust ist leicht geschwollen und heiß. Vorsichtig gebe ich nur etwas Babypuder auf die bestrahlten Stellen und die Markierungen. Einen BH trage ich seit Tagen nicht mehr. Weiche Unterhemden sind viel angenehmer. Das Waschen gestaltet sich auch etwas schwierig, doch das sind alles Kleinigkeiten gegenüber den Nebenwirkungen der Chemo. Drei Tage vor der Umstellung zeigt sich eine kleine offene Hautpartie unter dem Arm. Die verbrannte Stelle ist nur etwa drei Zentimeter lang, schmerzt jedoch ordentlich. Ich bekomme eine Kortisonsalbe und bin erleichtert, als endlich auf das kleine Feld umgestellt wird und die Stelle unter der Achsel heilen darf. Einen Tag vor Oma Christas achtzigstem Geburtstag habe ich meine letzte Strahlentherapie. Ich bin überglücklich, diesen langen Weg der Therapien nun abgeschlossen zu haben. Mein Körper schreit nach Erholung und Ruhe. Zumindest zwischen den Wäschekörben und dem alltäglichen Wahnsinn im Haus mit den Jungs. Mittlerweile liebe ich es, meine Teestunde zu zelebrieren oder genussvoll zu lesen. Warum um Himmels willen war ich vor der Diagnose nicht so achtsam? Ich habe auch Tee getrunken und Bücher gelesen, aber eben mehr nebenbei, ohne wirkliche Aufmerksamkeit. Der Blick auf die kleinen Freuden war verstellt. Wunderbar, dass ich diese zweite Chance bekomme, mein Leben zu leben. Mit Peter bin ich im Reinen, und ich kann es genießen, mit ihm zusammen eine Tasse Tee zu trinken und zu plaudern. Der Schmerz ist verschwunden und ich schätze ihn als guten Freund.

Leifs Abschiedsfeier vom Kindergarten steht bevor. Wir machen einen Ausflug und gehen anschließend Pommes und Currywurst essen. Natürlich nehme ich auch Mayo und sitze andächtig vor diesem Teller. Wie viele unzählige Nächte hatte ich von Pommes und Mayo geträumt … Nun ist der große Moment gekommen und ich teste die erste Pommes. Mein Magen muss da einfach durch, jetzt mag ich nicht länger verzichten. Auch das gehört für mich zum Leben. Mich überzeugt keine strenge Krebsdiät. Ich glaube auch nicht, dass sich ein Tumor einfach aushungern lässt. Natürlich werde ich viele Himbeeren und viel Kohl essen, weiterhin Curcuma in mein Essen streuen und auf eine gesunde Ernährung achten, aber vor allem auch auf mein Wohlbefinden. Vielleicht sind meine Glückshormone während des Genusses einer Pommes eben auch nicht zu unterschätzen!

Bei meiner Krankenkasse erkundige ich mich nach passenden Sportmöglichkeiten und bin sehr erfreut, als ich einen bekannten Namen für eine Walking-Gruppe höre. Christiane kenne ich aus unserer Krabbelgruppe in Boele, unsere Chemie ist mehr als stimmig. Ein kurzer Anruf bei ihr und ich habe an zwei Vormittagen in der Woche Walking auf dem Programm stehen. Die Truppe ist lustig, und nicht nur die sportliche Ertüchtigung fühlt sich gut an, auch unsere Gespräche sind sehr wertvoll für mich. Ich finde es zum Beispiel hoch spannend, den Lebenserfahrungen von Irmtraud zu lauschen. Auch sie hatte Brustkrebs, und ihre lebhaften Berichte von ihrem ganz persönlichen Jakobsweg imponieren mir.

Unsere Wege verlaufen immer querfeldein. Christiane mag nämlich auf gar keinen Fall auf einem vorgegebenen Weg laufen. Sie kennt sich bestens in Hagen und Umgebung aus, und so sind kleine Kletteraktionen über Zäune eine Ausnahme, wenngleich auch eine sehr lustige. Das mag ich so an Christiane, sie hat eigentlich immer gute Laune und ist ein beneidenswert fröhlicher Mensch. Der draußen getankte Sauerstoff fühlt sich wie eine Infusion Lebenskraft an.

Meine Kondition ist erschreckend gering, doch von Mal zu Mal spüre ich eine leichte Verbesserung. Ich bin wieder aktiv, und für mich geht die Gleichung von Bewegung und Leben voll auf. Jede einzelne meiner Körperzellen scheint Glück zu atmen.

Ein Brief meiner Krankenkasse lässt mich am Nachmittag ebenfalls vor Freude in die Luft springen. Ich bekomme die Reha in Grömitz mit den beiden Kindern genehmigt. Mir laufen die Tränen übers Gesicht, und ich habe Mühe, mich wieder zu fangen. Sofort berichte ich Leif und Eric von unserer guten Nachricht. Wir drei liegen uns in den Armen. Wir freuen uns über unsere Chance, gemeinsam ans Meer zu fahren. Ich denke, wir werden dort alle erst richtig gesunden.

Am nächsten Tag rufe ich in der Kurklinik an, um den genauen Termin zu vereinbaren. Schließlich einigen wir uns auf die Herbstferien, damit die Jungs nicht so viel in der Schule verpassen. Wunderbar, ich laufe und alles andere läuft auch. Meinen Port möchte ich nun auch ganz schnell wieder loswerden. So kann ich wirklich mit den Therapien abschließen und nicht diesen Knopf für irgendwelche Eventualitäten behalten. Der Gefäßchirurg hat zu diesem Thema leider eine andere Meinung. Es kostet mich doch etwas Überzeugungskraft. Der Port stört nicht unbedingt unterm Schlüsselbein, sondern vor allem in meinem Kopf. Ich fühle mich gesund, und ich möchte gar keine Gedanken zulassen, die sich mit einer erneuten Chemo befassen. Letztendlich bekomme ich einen Termin für diese kleine OP.

Ende der Woche habe ich einen Termin zum Ultraschall bei meinem Gynäkologen. Es ist ein mulmiges Gefühl, hier wieder auf der Liege zu liegen. Und das Déjà-vu wird gleich noch stärker. Der Arzt macht eine Sonographie und berichtet mir, dass alles in Ordnung sei, es seien nur zwei Zysten zu sehen. Sofort steigt Unruhe in mir auf. Aus meinen Fehlern habe ich gelernt, und so fahre ich im Anschluss direkt zu meiner Arbeit. Ich bitte den netten Oberarzt um eine Zweitmeinung, um mich abzusichern. Auch er entdeckt mehrere Zysten. Er beruhigt mich jedoch, dass es nach OP und Strahlentherapie häufig zu Zysten komme. Meine vorsichtige Frage, ob ich den Termin zur Portentnahme also trotzdem wahrnehmen kann, beantwortet er mit einem stummen Nicken. Was für eine Aufregung wegen nichts, aber das wird mir wohl noch öfter passieren. Die Erfahrung mit der Diagnose Krebs sitzt einfach zu tief.

Zurück im Leben

Nach der kleinen ambulanten OP mache ich eine Woche Pause und starte dann wieder mit Christiane und den anderen Mädels zum Walking durch. Alles fühlt sich entspannt an. Eigentlich könnte das Leben so weitergehen, doch meine finanzielle Misere zwingt mich recht schnell wieder dazu, wieder die bezahlte Arbeit in meinen Plan aufzunehmen. Mir ist zwar nicht langweilig und ich fühle mich auch ausgelastet in meinem Alltag, aber den Luxus, weiter krankgeschrieben zu sein, kann ich mir leider nicht erlauben. Also kümmere ich mich um meinen Wiedereingliederungsplan. Nach dem Besuch bei der Betriebsärztin freue ich mich auch schon auf meine Arbeitskollegen. Das Gefühl, wieder in die Berufswelt einzusteigen und dadurch ein weiteres Stückchen Normalität zurückzuerobern, zaubert mir ein breites Lächeln ins Gesicht. Ich werde ganz langsam mit zwei Stunden am Tag anfangen und mich dann steigern. Nach acht Wochen wird die Wiedereingliederung abgeschlossen sein. Während dieser Zeit beziehe ich weiter nur meine fünfhundert Euro Krankengeld, da ich für den Arbeitgeber ja nicht wirklich lukrativ bin. Ich bin fast in Versuchung, ohne Eingliederung mit hundert Prozent einzusteigen. Gott sei Dank habe ich aber gelernt, auf mich zu achten. Ich musste so lange mit wenig Geld über die Runden kommen, dass ich die acht Wochen auch noch schaffen werde. Ein stufenweiser Einstieg ist nach fast genau einem Jahr Kranksein einfach viel sinnvoller.

Am 12. Juli ist es dann soweit, ich fahre mit meiner weißen Arbeitskleidung und guter Laune zur Arbeit. Meine Haare sind mittlerweile schon viel dichter nachgewachsen, und so brauche ich glücklicherweise nicht mit Mütze meine Arbeit zu verrichten. Es fühlt sich ein bisschen seltsam an. Einerseits habe ich das Gefühl, nie weg gewesen zu sein, andererseits kommt es mir vor, als hätte ich eine halbe Ewigkeit kein CT mehr geschrieben. Mir wird ein herzlicher Empfang bereitet, alle freuen sich mit mir. Nach zwei Stunden fahre ich zufrieden nach Hause. Es ist ein wunderbares Gefühl, wieder arbeiten zu dürfen und meine lieben Arbeitskollegen zu sehen. Damit gehe ich einen weiteren Schritt in die Unabhängigkeit, indem ich bald wieder mein eigenes Geld verdiene. Klasse! Am übernächsten Tag bin ich wieder zwei Stunden zur Wiedereingliederung. Am CT bemerke ich, dass ich nun viel sensibler auf die onkologischen Patienten reagiere. Ich lese aufmerksam die Diagnose und die entsprechende Anforderung. Vor allem aber lese ich sehr viel mehr in ihren Gesichtern als früher. Ja, Station 14, da habe ich selber gelegen und nun bin ich unendlich dankbar, dass ich gesund bin. Ich nenne mich einfach gesund, da ich mich gesund fühle. Eine Patientin mit Brustkrebs liegt auf dem CT-Tisch, und während der Arzt den Zugang legt, fängt sie ängstlich an zu weinen. Der kleine Pik mit der Nadel ist nun gar nicht so schlimm, aber ich verstehe ihre Angst und die Anspannung. Was wird die Untersuchung ans Licht bringen? Ich nehme ihre Hand, rede beruhigend auf sie ein und zeige ihr kurz meine Portnarbe. Mein Verständnis tut ihr gut. Dann kann die Thorax-Untersuchung beginnen. Ehe ich mich versehe, sind die beiden Stunden wieder um und ich darf Feierabend machen. Das könnte mir gefallen, doch lässt sich so wohl kaum genügend Geld verdienen.

Am nächsten Morgen steht wieder Walking auf dem Programm. Die Sonne blinzelt durch die Bäume, wie in einem wunderschönen Märchen glitzert und blinkt es von den kleinen Tautropfen der Blätter. Christiane ist heute zügig unterwegs und wir gelangen an eine Steigung. Ich bin die letzte in der Reihe und muss wieder feststellen, dass ich bergauf doch noch schnell aus der Puste bin. Daran werde ich dringend arbeiten müssen. Irgendwie ist in meinem Körper noch nicht wieder alles im Lot. Ich wiege fünf Kilo mehr als vor der Chemo, trage eine Schuhgröße größer und muss jeden Morgen im Spiegel feststellen, dass ich ohne Schminke krank aussehe. Die fehlenden Wimpern und Augenbrauen sind deutliche Spuren. Auch wenn mein Kopf sich oft anfühlt wie immer, als sei nichts gewesen, so spricht mein Spiegelbild eine andere Sprache. Die Fotos von Erics Kommunion haben mich entsetzlich erschreckt. An diesem Tag kam ich mir doch so hübsch vor in meinem Rock und den hohen schwarzen Schuhen. Warum habe ich mein Mondgesicht denn nicht im Spiegel wahrgenommen? Vielleicht ist es einfach besser so, und die Beweisfotos muss ich mir ja auch nicht täglich vor Augen halten. Ärgerlich ist nur, dass mir kaum Schuhe passen und ich nur zwei Hosen tragen kann. Das wird sich hoffentlich bald geben, denn Sport ist ja ein fester Teil meines Wochenplans und die gesunde Ernährung macht auch große Fortschritte.

An einem freien Vormittag fahre ich gegen zehn Uhr in die Stadt und schlendere durch die Geschäfte. Geld für eine kleine Bereicherung meines Kleiderschrankes besitze ich nicht, doch ich habe einfach Lust, mir neue Kollektionen in den Kaufhäusern anzugucken. Als ich in einem Geschäft auf der Rolltreppe stehe, nehme ich plötzlich den hypnotisierenden Duft eines Mannes wahr. Ich schaue mich um und erblicke zwei Stufen über mir einen sympathisch aussehenden Mann. Meine Güte, welch umwerfendes Parfum. Ich bin so fasziniert, dass ich ihm unauffällig folge. Ich möchte noch für einen kleinen Moment diesen maskulinen Geruch genießen. Das ist genau das, was mir gerade noch in meinem Leben fehlt. Leider verbietet mir mein Verstand, ihn einfach zu fragen, ob er mich mit nach Hause nehmen möchte. Er würde mich wohl für verhaltensgestört halten und so drehe ich nach ein paar Minuten ab. Ich gehe wieder meines Weges und mache mir doch insgeheim Sorgen, dass ich in diesem Zustand leichte Beute sein könnte. Die Zeit drängt und ich fahre heim, um das Mittagessen zu kochen. Zumindest tat mir der kleine Ausflug aus dem Dorf sehr gut, und ich bin beim nachmittäglichen Versteckspiel von fünf Jungs im Haus mehr als entspannt.

An einem Mittwochmorgen startet als erster Eric zur Schule, während Leif sich für seinen allerletzten Kindergartentag wappnet und schließlich kurz vor mir aus dem Haus geht. Die Sonne scheint fröhlich hell und warm, ich genieße die Fahrt zur Arbeit. Ich freue mich auf meinen Lieblingsarbeitsplatz am CT, und im Handumdrehen darf ich bereits wieder hinaus in den herrlichen Sommer. Am Wochenende nimmt Eric an einem Tenniscamp teil und ich koste die ruhigen Stunden im Dorf aus. Montagmittag bringe ich die Jungs zu ihrem Papa und bin dann vier Tage allein zuhause. Vor lauter Ideen, was ich jetzt anfangen soll, kann ich mich kaum entscheiden. Erst einmal gehe ich rüber zu Nathalie und wir trinken einen Latte macchiato auf der Terrasse. Es ist der pure Genuss, die Milchkrone samt Kaffee zu schmecken. Nur mein leicht pochender Zahn holt mich wieder auf den Boden der Tatsachen zurück. Es ist kein wirklicher Schmerz, aber seit ein paar Tagen habe ich dieses unangenehme Gefühl.

Am nächsten Morgen nehme ich all meinen Mut zusammen und fahre in die Zahnarztpraxis. Besser zu früh als zu spät behandeln lassen, die Lektion sitzt tief. Nach einem bildschönen digitalen Röntgenbild meines Zahns folgt die erste Wurzelbehandlung meines Lebens. Ich hänge schweißgebadet in dem Hightech-Stuhl und gebe mir die größte Mühe zu entspannen. Mit wackeligen Knien und dicker Lippe verlasse ich die Praxis. Am nächsten Tag fahre ich nach der Arbeit zu Jill nach Herdecke. Da die Jungs nicht zuhause sind, kann ich tun und lassen, was ich will. Ich fühle mich frei. Wir sitzen draußen vor dem Bistro und genießen das Leben. Gegen

Abend trete ich meine Heimreise ins Dorf an. In der Wohnung ist es mir jetzt aber doch zu still. Keiner empfängt mich und freut sich auf meine Rückkehr. Mir fällt wieder ein, wie sehr ich doch jemanden zum Lieben vermisse. Mein Verlangen nach heißen Küssen und starken Armen zum Festhalten ist groß. Meine Sehnsucht, endlich wieder zu lieben, wächst stetig und wird mir gerade in ruhigen einsamen Momenten wieder bewusst. Onkel Oli sagte, dass mit den neuen Haaren auch ein neuer Mann kommt. Na, dann warte ich mal voller Zuversicht und Hoffnung.

Die vier Tage ohne meine Kinder vergehen wie im Flug, auch weil ich eine Menge Termine habe. Neben den Arbeitsvormittagen und dem Walking kommt nun auch der Zahnarztbesuch hinzu. Am Freitag hole ich die Jungs zurück. Langeweile kommt in diesen Ferien nicht auf, so dass ich mich diszipliniert an meine kleinen Ruhepausen mit Meditation erinnern muss.

Ende des Monats habe ich einen neuen Foto-Termin bei Rainer. Wegen der sommerlichen Wetterlage wählen wir den Fluss als Hintergrund zum Fotografieren. Ich bin so aufgeregt wie vor dem ersten Shooting. Ich ziehe mein neues lila Kleid an, das ich mir für die After-Chemo-Party gekauft hatte, nur fühle ich mich heute viel wohler darin als damals. Noch schnell die passenden lila Sandalen dazu, und ab geht es zu meinem Fotografen. Bei Rainer angekommen, steigen wir in sein Auto und fahren zur Lenne bei schönstem Sonnenschein. Nach einigen Metern Fußmarsch erreichen wir das Wehr. Das Wasser ist noch eisig und als meine Zehenspitzen das kalte Nass berühren, muss ich tief Luft holen. Es ist wie immer herrlich und aufregend zugleich. Abends sitze ich zufrieden und entspannt mit den Kindern in der Küche beim Abendbrot.

Eric feiert am 5. August seinen zehnten Geburtstag, und ich beobachte mit Freude und Stolz, wie gut sich mein Großer entwickelt hat. Wir sitzen bei herrlichstem Wetter im Garten hinterm Haus und genießen Kaffee und Kuchen. Ich nehme die Gespräche der Gäste als willkommene Ablenkung wahr, da meine Gedanken ständig zu dem morgigen Tag huschen, an dem der Kleine mit seinem Vater auf eine Survival-Tour nach Schweden fährt. Ich freue mich natürlich für Leif, einen tollen Urlaub mit Kanu in fast unberührter Natur erleben zu dürfen. Dennoch melden sich meine Beschützerinstinkte, doch da muss ich jetzt durch. Am nächsten Morgen stehen wir drei früh auf, und ich merke, dass mir ganz flau im Magen ist, ich einfach nur heulen könnte. Ich möchte ihn gar nicht loslassen. Ich bemühe mich sehr, meine ängstlichen Gefühle nicht den Kindern mitzuteilen. Wir holen Peter ab, der ab jetzt für meinen Kleinen verantwortlich sein will. Sein Gemütszustand gefällt mir überhaupt nicht an diesem Morgen, was meine Unruhe noch verstärkt. Als wir auf halbem Wege nach Dortmund sind, stellt er fest, dass die Hälfte der Reiseunterlagen fehlt. Ich möchte einfach laut schreien, atme aber lieber tief durch. Am Busbahnhof geht auf einmal alles ganz schnell, und eh ich mich versehe, sitzt mein Leif im Bus.

Der Große tröstet mich und versichert mir, dass alles gut wird. Zu Hause muss ich mich erst einmal ausruhen vom Abschiedsschmerz. Am Sonntag fährt auch Eric in den Urlaub. Er ist von Torsten und Max zum Camping-Urlaub nach Holland eingeladen worden. So liegt eine ganze Woche »alone at home« vor mir, die mir aber mit Arbeit, Walking und Zahnarztterminen nicht lang werden soll.

Am nächsten Samstag kommt Eric freudestrahlend nach Hause, und endlich ist auch der Sonntag da, an dem ich den Kleinen in Dortmund abholen kann. Eric begleitet mich. Wir parken verbotenerweise direkt auf dem Busbahnhof. Als wir den Reisebus aus Schweden sichten, hasten wir zu den Heimkehrern. Leif fällt mir in die Arme, und ich sehe sofort, dass mein Kleiner im Gesicht vor Übelkeit grün ist. Ich bin heilfroh, ihn wieder bei mir zu haben, und ich verspüre das dringende Bedürfnis, ihn erst einmal aufzupäppeln. Zu Hause legt Leif sich ins Bett und schläft ganze drei Stunden durch. Ich gehe alle paar Minuten in sein Zimmer, um mich zu vergewissern: Ja, er ist wirklich wieder zu Hause!

Das kommende Wochenende hält eine prickelnde Überraschung für mich bereit. Samstagabend fahre ich zu Jill und ihrem Freund nach Herdecke. Wir wollen gemeinsam ausgehen. Ich habe mir ein kleines Schwarzes über meine enge Jeans gezogen und mir auch etwas höhere Absätze gegönnt. Kaum in dem brechend vollen Laden angekommen, zieht es mich zur Tanzfläche. Ich genieße es, meiner Energie beim Tanzen freien Lauf zu lassen. Anja und Jean-Paul sind auch mit ihren Freunden gekommen und es wird ein lustiger Abend. Da ist auch ein ziemlich süßer Freund von Jills Begleitung, und ich beobachte, wie ihn die jungen Küken reihenweise anflirten. Einige Male steht er direkt neben Jill und mir und wir unterhalten uns angeregt. Ich tanze, bis ich völlig aus der Puste bin, und ich trinke, ohne darüber nachzudenken, dass ich mich vielleicht besser zurückhalten sollte. Aber ich fühle mich so lebendig in dieser Nacht. Und es wird noch viel besser, als dieser süße Kleine genau auf dem gleichen Schlafhocker in Jills Wohnung landet wie ich. Er ist nicht bei einem dieser jungen knackigen Mädels gelandet, sondern bei mir. Das vergnügt mich und ich bin dankbar, seinen Körper zu spüren. Zu zweit auf dem Schlafhocker ist es wirklich eng, so dass das »Übereinanderstapeln« vermutlich noch die beste Variante ist.

Der nächste Morgen fühlt sich jedoch ganz fürchterlich an, da mir speiübel vom Feiern ist. Mein Kreislauf macht schlapp und mein Magen simuliert den Zustand, als sei er auf einer Schiffsreise mit viel Wellengang unterwegs. An diesem Tag freue ich mich auf mein Zuhause und vor allem auf mein Bett. Seit der Chemo empfinde ich Übelkeit als viel unangenehmer, mein Körper scheint da noch in alten Erfahrungsschleifen zu hängen. Ansonsten bin ich bester Dinge, weil ich so ein tolles körperliches Hoch erfahren habe. Überhaupt geht es mir gerade so gut wie lange nicht. Ich empfinde tiefe Dankbarkeit, das Leben nun sehr viel intensiver wahrzunehmen.

Was ich manchmal ein bisschen bedaure, ist, dass mein Umfeld nicht so viel Nutzen aus meiner Erfahrung zieht, wie ich es mir wünschen würde. Es müssen ja nicht gleich alle aufhören zu rauchen, Sport treiben und die Ernährung umstellen, aber vielleicht könnten sie das eigene Leben bewusster und achtsamer gestalten. Das würde ich mir für sie wünschen. Es sollte doch nicht jeder erst schmerzhafte Erfahrungen am eigenen Leibe machen müssen. Ich hoffe jedoch, dass ich zumindest meinen Jungs die Kostbarkeit des Lebens jetzt besser vermitteln kann.

In der darauffolgenden Woche nutze ich meine freien Stunden, um endlich Leifs Schultüte in Angriff zu nehmen. Eric hatte eine selbstgebastelte Tüte, so ist es einfach ein ungeschriebenes Gesetz, dass Leif ebenso eine von mir bekommt. Da ein Motorrad den Tornister schmückt, steht das Motiv der Schultüte fest. Die nächsten drei Abende habe ich ein Date mit meiner Heißklebepistole, und ich bin wirklich sehr froh, als die, wie Leif sie nennt, »coole Schultüte« endlich fertig ist.

Am 31. August hat der kleine Mann seinen ganz großen Tag. Der lang ersehnte erste Schultag ist gekommen. Es verläuft alles wunderbar normal, nichts erinnert mich an meine vorangegangene Krankheit. Meine Haare sind raspelkurz, doch ich finde, dass man mir die Chemo nicht mehr unbedingt ansieht. Nach der Kirche und der Vorführung in der Schule warten wir noch Leifs allererste Schulstunde ab, um dann anschließend gemeinsam bei uns zu essen. Jetzt sind beide Kinder in der Schule, ich arbeite in einer Woche wieder nach altem Plan und mir gefällt es, Bewegung zu spüren. Es geht voran.

Am 3. September gehe ich das letzte Mal in der Wiedereingliederungsphase arbeiten. Auch diese Etappe ist abgehakt. Ein paar Tage später absolviere ich meinen ersten Dienst und ich fühle mich fast so aufgeregt wie bei meinem allerersten. Ich denke mir: Es wird schon laufen, und zur Not habe ich ja auch noch einen Rufdienst im Hintergrund. Ich freue mich auch schon auf die kommende Gehaltszahlung. So langsam gehen mir nämlich auch die Tricks aus, fehlendes Geld von A nach B zu schieben. Unsere Kleiderschränke sehen inzwischen recht übersichtlich aus und ich muss dringend beginnen, Socken und Wäsche wieder aufzufüllen. Wir benötigen auch noch viele andere kleine Dinge und knapp 300 Euro mehr im Monat sind doch vielversprechend.

Nach meinem dritten Dienst fühlt sich alles an wie immer. Ich war ein Jahr wie abgetaucht und bin nun wieder an der alten Stelle dabei. Das erscheint mir manchmal seltsam.

Am 21. September erinnere ich mich an den Tag genau ein Jahr zuvor: an das nicht stattgefundene Date mit meinem Mr. Big, an den Besuch bei meinem Gynäkologen und den darauffolgenden Schock. Mir läuft eine Gänsehaut über den Rücken und umso begeisterter gebe ich mich dem Hier und Jetzt hin. Das erste Jahr nach der Diagnose ist geschafft und ich würde liebend gern mit einem Glas Sekt anstoßen. Ich frage den süßen Kleinen aus Herdecke, ob er vielleicht diesen ganz besonderen Tag mit mir feiern möchte. Leider ist er beruflich unterwegs. So sitze ich mal wieder an einem bedeutenden Tag allein zuhause. Ich bin natürlich nicht wirklich allein, Eric und Leif sind da, doch ich merke, dass mein Herz schwer wird und ich mich einsam fühle. Ich könnte mich ja allein auf den Weg in die Stadt machen, doch dafür fehlt mir die nötige Motivation. Ich weiß natürlich, dass der Prinz, der da draußen möglicherweise auf mich wartet, nicht mit seinem Pferd ins Dorf geritten kommt. An einigen Vorsätzen muss ich eben noch arbeiten. Aber nach der Reha habe ich bestimmt mehr Antrieb, mein Leben aktiver zu gestalten. Also Prost, Anna, auf dich und die überstandenen zwölf Monate! Geht doch, auch allein.

In der kommenden Woche feiern wir Leifs siebten Geburtstag. Auch an diesem Tag denke ich an die Zeit genau ein Jahr zuvor, als ich abwesend in der Kaffeerunde saß und nur an die bevorstehende OP denken konnte. Wie schnell doch ein Jahr vergeht und was vor allem alles passieren kann. Manchmal fühlt es sich eher wie eine halbe Ewigkeit an, und ich habe die Therapien schon weit hinter mir gelassen. Mein Körper arbeitet aber noch daran, den Ursprungszustand wieder herzustellen.

Es geht nun mit riesigen Schritten auf die Reha zu. Meine Vorfreude ist groß, ich kann es kaum erwarten, mit den Kindern im Zug ans Meer zu sitzen. Auf die Geschichten der anderen betroffenen Mütter bin ich gespannt, auch darauf, wie sie mit der Diagnose umgehen. Im Krankenhaus in Düsseldorf oder im Wartezimmer der Strahlenklinik in Hagen sind mir die unterschiedlichsten Verhaltensweisen der Frauen begegnet. Jede Frau hat ihren ganz eigenen Weg, mit der Krankheit umzugehen, und ich wünschte, man könnte einigen von ihnen den Fall in ein tiefes Loch ersparen.

Ich kann aus meiner heutigen Sicht sagen, dass ich trotz vieler schwerer Stunden nie in ein ganz tiefes Loch gefallen bin, sondern dass die Diagnose zu einer Bereicherung meines Lebens geführt hat. Dennoch haben die Frauen, die ihre Krebs-Diagnose psychisch nicht so gut verkraften, mein allergrößtes Verständnis. Mir ist auch bewusst, dass man einen kurativen Therapieansatz nicht mit einer palliativen Behandlung vergleichen darf. Die Bedeutung der Psyche für den Krankheitsverlauf wird ja sehr kontrovers diskutiert. Ich bin einfach dankbar, dass ich ein zuversichtlicher, lebensbejahender Mensch bin, und glaube, dass mir das geholfen hat.

Manchmal denke ich auch, dass alles Erlebte in den letzten vier Jahren seinen Sinn hatte, so schmerzlich die Erfahrungen auch für mich waren. Durch die Trennung von Peter bin ich mir ein ganzes Stück näher gekommen, denn ich musste mich zu diesem Zeitpunkt für mein Leben entscheiden. Wäre die Diagnose Brustkrebs sechs Wochen eher gekommen, hätte sie mich wahrscheinlich deutlich mehr zu Boden gerissen. An dem Satz »Was dich nicht umbringt, macht dich stärker« ist wohl was dran. Zumindest für mich könnte er zutreffen.

Und mein Umfeld? Durfte es mitlernen? Ich habe schon oft versucht, einem Außenstehenden das Gefühl zu beschreiben, was man am eigenen Körper spürt und erlebt, wenn es plötzlich um die Endlichkeit des eigenen Lebens geht. Ich fürchte, ich bin gescheitert, man kann dieses unbeschreiblich mächtige Gefühl nicht vermitteln.

Ein paar Tage vor unserer Fahrt nach Grömitz möchte ich mir auf jeden Fall noch gute Lektüre kaufen, da ich mir kaum etwas Besseres vorstellen kann, als im Strandkorb zu sitzen und in einem guten Buch zu schmökern. Ich bestelle mir das so oft empfohlene Buch *Mit der Seele heilen* von Bernie Siegel und *Quantenenergie in der Praxis* von Wolfgang Zimmer.

In der folgenden Woche brauche ich noch einmal meine ganze Kraft, da beide Kindergeburtstagspartys anstehen. Mit Leifs Freunden fahre ich in ein Indoor-Paradies für Kinder und freue mich über die strahlenden Kinderaugen. Zur gelungenen Feier kommt Nathalie mit Max noch nach, und auch ich darf nun den Nachmittag mit meiner Freundin, Kaffee und Kuchen begehen. Gegen Abend fühle ich mich etwas schlapp von der anstrengend lauten Geräuschkulisse am Tag. Jetzt erscheint mir die idyllische Stille unter dem Dachfenster in meinem Bett Gold wert. Am Freitag endet jedoch die dörfliche Stille abrupt, als die Gäste für Erics Pyjama-Party eintreffen. Sie haben große Pläne, die Nacht zum Tage zu machen, und ich bin nicht gerade begeistert, dass ich nicht mal eine Schlafzimmertür für meinen Rückzug besitze. Aber ich empfinde das als nicht so schlimm. Die Erfahrung hat mich ja gelehrt, dass auch die schlimmste Nacht irgendwann ein Ende findet. Und bald stehen drei fantastisch entspannende Wochen auf dem Programm, da werd ich wohl noch diese nächtliche Kinder-Party wegstecken. Beinahe zähle ich schon die Stunden bis zur Abreise. Wenn ich mir überlege, wie deutlich mich die Erfahrungen während meiner Kur in Rerik geprägt haben, so kann ich es kaum abwarten, neue Eindrücke mit den Frauen in Grömitz zu sammeln.

Am 13. Oktober 2010 ist es endlich soweit. Eric, Leif und ich treten unser Rundum-Sorglos-Paket an der See an. Mein Vater holt uns früh am Morgen ab. Wir drei steigen, übersprudelnd vor Aufregung, bepackt mit Rucksäcken und Proviant, ins Auto. Als wir am Gleis auf unseren Zug warten, stelle ich fest, dass ich vor lauter Freude ein Dauergrinsen im Gesicht trage. Dieses Mal muss ich nicht schmerzliche Erfahrungen verarbeiten und meine seelischen Wunden verheilen lassen. Nein, dieses Mal darf ich mich einfach wohlfühlen und die Zeit am Meer genießen. Ich habe mich und mein Leben bereits gefunden. Das laute Einfahren des Zuges reißt mich aus meinen Gedanken. Ich nehme Eric und Leif an die Hand, schaue tief in die braunen Augen meines Vaters und spüre, dass ich lebendig bin.

Bücher zum Schmökern, Lernen, Kraft schöpfen und Trost finden

Atkinson, William Walker: Gedankenvibrationen oder Das Gesetz der Anziehung in der Gedankenwelt

Beliveau, Richard und Denis Gringas: Krebszellen mögen keine Himbeeren. Nahrungsmittel gegen Krebs. Das Immunsystem stärken und gezielt vorbeugen

Die heilende Kraft der Gefühle. Gespräche mit dem Dalai Lama über Achtsamkeit, Emotion und Gesundheit. Herausgegeben von Daniel Goleman

Precht, Richard David: Wer bin ich – und wenn ja wie viele? Eine philosophische Reise

Rexrodt von Fircks, Annette: Dem Krebs davonleben. Wir haben die Chance

Servan-Schreiber, David: Das Antikrebs-Buch. Was uns schützt. Vorbeugen und Nachsorgen mit natürlichen Mitteln

Sixt, Andrea: Noch einmal lieben. Mein neues Leben nach dem Krebs

Sixt, Andrea: 7 Sicherungen für ein Leben nach dem Krebs. Der Wegweiser für ein starkes Immunsystem

Zimmer, Wolfgang: Quantenenergie in der Praxis. Sechs Schritte bis zur Heilung

nur antiquarisch:

Knauss, Sibylle: Ach Elise oder Lieben ist ein einsames Geschäft

Siegel, Bernie S.: Mit der Seele heilen. Gesundheit durch inneren Dialog

Ich danke:

… meinen Kindern, die viel Rücksicht auf mich und meine mit Schreiben verbrachten Stunden nahmen.

… Peter für sein Verständnis, dass ich meine Geschichte niederschrieb.

… all den lieben Menschen, die mich auf meinem Weg begleitet und mich in meinem Vorhaben unterstützt haben.

… meinem Schulfreund Markus, der mir mit Rat und Tat zur Seite steht und an mich glaubt.

… Jo. K. für das wundervolle Titelbild.

… Vanessa für das aktuelle Foto von mir.

… meinem hilfsbereiten Sponsor, der mir die Verwirklichung meines Traums vom eigenen Buch ermöglichte.

… meinem Mr. Big für den Stoff, aus dem die Träume sind.

ISBN 978-3-89798-388-5
Edition Lebenslinien
© BuchVerlag für die Frau GmbH, Leipzig 2013
Covergestaltung: Catharina Ende, Leipzig
Titelbild: Jo Küster, Iserlohn
Typografie und Satz: FELSBERG Satz & Layout, Göttingen
Druck und Bindung: Interpress Co. Ltd., Budapest
Printed in Hungary

www.buchverlag-fuer-die-frau.de